Treino de habilidades matemáticas para crianças e adolescentes

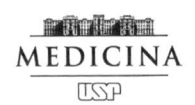 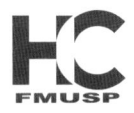 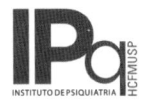

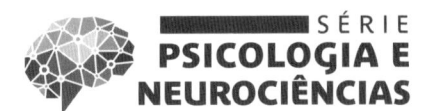

SÉRIE
PSICOLOGIA E NEUROCIÊNCIAS

EDITORES DA SÉRIE
Cristiana Castanho de Almeida Rocca
Telma Pantano
Antonio de Pádua Serafim

Treino de habilidades matemáticas para crianças e adolescentes

AUTORAS
Alison Vanessa Morroni Amaral
Márcia Terezinha Nunes Otsubo
Sílvia Cristina Vicentini de Souza
Telma Pantano

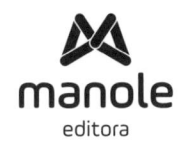
manole
editora

Copyright © Editora Manole Ltda., 2022, por meio de contrato com os editores e as autoras.

A edição desta obra foi financiada com recursos da Editora Manole Ltda., um projeto de iniciativa da Fundação Faculdade de Medicina em conjunto e com a anuência da Faculdade de Medicina da Universidade de São Paulo – FMUSP.

Logotipos *Copyright* © Faculdade de Medicina da Universidade de São Paulo
Copyright © Hospital das Clínicas – FMUSP
Copyright © Instituto de Psiquiatria

Editora: Juliana Waku
Projeto gráfico: Departamento Editorial da Editora Manole
Capa: Ricardo Yoshiaki Nitta Rodrigues
Ilustrações: Isabel Cardoso, Freepik, iStockphoto

CIP-BRASIL. CATALOGAÇÃO NA PUBLICAÇÃO
SINDICATO NACIONAL DOS EDITORES DE LIVROS, RJ

T722

Treino de habilidades matemáticas para crianças e adolescentes / Alison Vanessa Morroni Amaral ... [et al.] ; editores da série Cristiana Castanho de Almeida Rocca, Telma Pantano, Antonio de Pádua Serafim. - 1. ed. - Santana de Parnaíba [SP] : Manole, 2022.
  : il. ; 23 cm. (Psicologia e neurociências)

  Inclui bibliografia e índice
  ISBN 978-65-5576-686-8

  1. Matemática - Estudo e ensino. 2. Matemática - Aspectos psicológicos. 3. Neurociência cognitiva. 4. Abordagem interdisciplinar do conhecimento na educação. I. Amaral, Alison Vanessa Morroni. II. Rocca, Cristina Castanho de Almeida. III. Pantano. IV. Serafim, Antonio de Pádua. V. Série.

22-75618	CDD: 370.1523
	CDU: 159.953:(37:510)

Meri Gleice Rodrigues de Souza - Bibliotecária - CRB-7/6439

1ª edição – 2022

Editora Manole Ltda.
Alameda América, 876
Tamboré – Santana de Parnaíba – SP – Brasil
CEP: 06543-315
Fone: (11) 4196-6000
www.manole.com.br | https://atendimento.manole.com.br/

Impresso no Brasil
Printed in Brazil

AUTORAS

Alison Vanessa Morroni Amaral

Pedagoga pela Universidade do Norte do Paraná (UNOPAR). Especialista em Psicopedagogia pela Faculdade Anhanguera, em Alfabetização e Letramento pelo Instituto Superior de Educação da América Latina (ISAL) e em Neuroeducação pela Universidade Mozarteum (FAMOSP) e Centro de Estudos em Fonoaudiologia (CEFAC). Especialização Multidisciplinar em Psiquiatria Infantil e Adolescência. Formação em Saúde Mental pelo Hospital das Clínicas da Faculdade de Medicina da Universidade de São Paulo (HCFMUSP). Especialização Intervenção em ABA para Autismo e Deficiência Intelectual (CBI of Miami). Colaboradora e pesquisadora do Hospital Dia Infantil do Instituto de Psiquiatria do HCFMUSP (IPq-HCFMUSP) nos grupos de estimulação no Treino de Funções Executivas e Aprendizagem, Habilidades Socioemocionais a partir de Histórias Infantis e Habilidades Matemáticas e autora dos manuais *Treino de funções executivas e aprendizado*, *Treino de matemática para crianças e adolescentes com transtorno do espectro autista* e *Estratégias de manejo e intervenções em sala de aula*.

Márcia Terezinha Nunes Otsubo

Fonoaudióloga e Enfermeira. Especialização em Motricidade Oral com Enfoque Hospitalar pelo Centro de Estudos em Fonoaudiologia Clínica (CEFAC) – São Paulo. Especialização em Neuroeducação pela Universidade Mozarteum – São Paulo (FAMOSP/CEFAC). Especialização Multidisciplinar em Psiquiatria Infantil e Adolescência – Formação em Saúde Mental pelo Hospital das Clínicas da Faculdade de Medicina da Universidade de São Paulo (HCFMUSP). Especialização em Análise do Comportamento Aplicada ao Autismo, atraso de Desenvolvimento Intelectual e de Linguagem (Instituto Lahmiei – Universidade Federal de São Carlos). Colaboradora e Pesquisadora do Hospital Dia Infantil do Instituto de Psiquiatria do HCFMUSP no grupo de Habilidades Pragmáticas. Formação em Reabilitação Neuropsicológica pelo Centro de Estudos de Neurologia Prof. Dr. Antônio Branco Lefèvre – Divisão de Clínica Neurológica do HCFMUSP. Autora do manual *Estimulação das habilidades pragmáticas*.

Sílvia CristinaVicentini de Souza

Pedagoga pela Universidade Paulista (UNIP), com experiência de 30 anos na educação pública e privada. Atuou como Psicopedagoga Institucional no Núcleo de Apoio e Acompanhamento para a Aprendizagem (NAAPA), da Secretaria Municipal de Educação da cidade de São Paulo. Psicopedagoga clínica e institucional, atuando em consultório particular e em equipe multidisciplinar. Aprimoramento em Abordagens de Reabilitação em Neurociências pelo Centro de Estudos em Fonoaudiologia Clínica (CEFAC) – São Paulo. Psicopedagoga no Grupo de Psicopedagogia e no de Treino de Habilidades Matemáticas do Hospital Dia Infantil do Instituto de Psiquiatria do Hospital das Clínicas da Faculdade de Medicina da Universidade de São Paulo (IPq-HCFMUSP). Graduanda em Psicologia pela Universidade Paulista (UNIP) (término em 2022).

Telma Pantano

Fonoaudióloga e Psicopedagoga do Serviço de Psiquiatria Infantil do Hospital das Clínicas da Faculdade de Medicina da Universidade de São Paulo (HCFMUSP). Vice-coordenadora do Hospital Dia Infantil do Instituto de Psiquiatria do HCFMUSP e especialista em Linguagem. Mestre e Doutora em Ciências e Pós-doutora em Psiquiatria pela FMUSP. Master em Neurociências pela Universidade de Barcelona, Espanha. Professora e Coordenadora dos cursos de Neurociências e Neuroeducação pelo Centro de Estudos em Fonoaudiologia Clínica.

SUMÁRIO

APRESENTAÇÃO DA
SÉRIE *PSICOLOGIA E NEUROCIÊNCIAS*

O processo do ciclo vital humano se caracteriza por um período significativo de aquisições e desenvolvimento de habilidades e competências, com maior destaque para a fase da infância e adolescência. Na fase adulta, a aquisição de habilidades continua, mas em menor intensidade, figurando mais a manutenção daquilo que foi aprendido. Em um terceiro estágio, vem o cenário do envelhecimento, que é marcado principalmente pelo declínio de várias habilidades. Este breve relato das etapas do ciclo vital, de maneira geral, contempla o que se define como um processo do desenvolvimento humano normal, ou seja, adquirimos capacidades, estas são mantidas por um tempo e declinam em outro.

No entanto, quando nos voltamos ao contexto dos transtornos mentais, é preciso considerar que tanto os sintomas como as dificuldades cognitivas configuram-se por impactos significativos na vida prática da pessoa portadora de um determinado quadro, bem como de sua família. Dados da Organização Mundial da Saúde (OMS) destacam que a maioria dos programas de desenvolvimento e da luta contra a pobreza não atinge as pessoas com transtornos mentais. Por exemplo, 75 a 85% dessa população não têm acesso a qualquer forma de tratamento da saúde mental. Deficiências mentais e psicológicas estão associadas a taxas de desemprego elevadas a patamares de 90%. Além disso, essas pessoas não têm acesso a oportunidades educacionais e profissionais para atender ao seu pleno potencial.

Os transtornos mentais representam uma das principais causas de incapacidade no mundo. Três das dez principais causas de incapacidade em pessoas entre as idades de 15 e 44 anos são decorrentes de transtornos mentais, e as outras causas são muitas vezes associadas com estes transtornos. Estudos tanto prospectivos quanto retrospectivos enfatizam que de maneira geral os transtornos mentais começam na infância e adolescência e se estendem à idade adulta.

Tem-se ainda que os problemas relativos à saúde mental são responsáveis por altas taxas de mortalidade e incapacidade, tendo participação em cerca de 8,8 a 16,6% do total da carga de doença em decorrência das condições de saúde em países de baixa e média renda, respectivamente. Podemos citar como exemplo a ocorrência da depressão, com projeções de ser a segunda maior causa de incidência de doenças em países de renda média e a terceira maior em países de baixa renda até 2030, segundo a OMS.

Entre os problemas prioritários de saúde mental, além da depressão estão a psicose, o suicídio, a epilepsia, as síndromes demenciais, os problemas decorrentes do uso de álcool e drogas e os transtornos mentais na infância e adolescência. Nos casos de crianças com quadros psiquiátricos, estas tendem a enfrentar dificuldades importantes no ambiente familiar e escolar, além de problemas psicossociais, o que por vezes se estende à vida adulta.

Considerando tanto os declínios próprios do desenvolvimento normal quanto os prejuízos decorrentes dos transtornos mentais, torna-se necessária a criação de programas de intervenções que possam minimizar o impacto dessas condições. No escopo das ações, estas devem contemplar programas voltados para os treinos cognitivos, habilidades socioemocionais e comportamentais.

Com base nesta argumentação, o Serviço de Psicologia e Neuropsicologia do Instituto de Psiquiatria do Hospital das Clínicas da Faculdade de Medicina da Universidade de São Paulo, em parceria com a Editora Manole, apresenta a série Psicologia e Neurociências, tendo como população-alvo crianças, adolescentes, adultos e idosos.

O objetivo desta série é apresentar um conjunto de ações interventivas voltadas para pessoas portadoras de quadros neuropsiquiátricos com ênfase nas áreas da cognição, socioemocional e comportamental, além de orientar pais e professores.

O desenvolvimento dos manuais da Série foi pautado na prática clínica em instituição de atenção a portadores de transtornos mentais por equipe multidisciplinar. O eixo temporal das sessões foi estruturado para 12 encontros, os quais poderão ser estendidos de acordo com a necessidade e a identificação do profissional que conduzirá o trabalho.

Destaca-se que a efetividade do trabalho de cada manual está diretamente associada à capacidade de manejo e conhecimento teórico do profissional em relação à temática a qual o manual se aplica. O objetivo não representa a ideia de remissão total das dificuldades, mas sim da possibilidade de que o paciente e seu familiar reconheçam as dificuldades peculiares de cada quadro e possam desenvolver estratégias para uma melhor adequação à sua realidade. Além disso, ressaltamos que os diferentes manuais podem ser utilizados em combinação.

CONTEÚDO COMPLEMENTAR

Os *slides* coloridos (pranchas) em formato PDF para uso nas sessões de atendimento estão disponíveis em uma plataforma digital exclusiva (manoleeducacao.com.br/conteudo-complementar/saude). Para ingressar no ambiente virtual, utilize o QR code abaixo, digite a senha/*voucher* CONTAGEM (é importante digitar a senha com letras maiúsculas) e faça seu cadastro.

O prazo para acesso a esse material limita-se à vigência desta edição.

A CONSTRUÇÃO DA MATEMÁTICA NO COTIDIANO

Introdução

Pensar em matemática para uns traz boas memórias, para outros, sentimento de insegurança ou mesmo de superação. Na atualidade, em um mundo globalizado, no qual precisamos pensar em números para garantir uma economia ascendente e em que tudo cresce em alta velocidade, encontra-se uma matemática que, como ciência já construída, exige do sujeito uma reprodução de regras e cálculos para se obter resultados, sem nem mesmo exigir que se pense sobre seu ato.

Essa matemática, que exige velocidade e boa performance para cálculos, tem gerado sujeitos que não conseguem conectar a matemática da vida com a da escola. Os relatos de educadores mostram que sujeitos bem-sucedidos em seu trabalho, que exige habilidades para lidar com dinheiro, não são bem-sucedidos em cálculos simples aplicados na escola. Como justificar essa dificuldade escolar em matemática se o sujeito se mostra bem-sucedido nas atividades diárias que envolvem certo raciocínio lógico? Onde estaria a necessidade de ajustes?

Bastos[1] aponta que "não saber matemática, parece 'incomodar' menos do que ter dificuldades em leitura e escrita". Explica também que essa dificuldade matemática parece preocupar menos pais e professores.

A sociedade e a família exigem sujeitos habilidosos no cálculo e na resolução de problemas e, consequentemente, a escola é afetada por essas exigências. É preciso criar um aluno que seja rápido nos cálculos, tenha boa memória e compreensão para a resolução de situações-problema e, mais do que nunca, é preciso pensar em novas estratégias, sem que isso afete o emocional dos alunos, que trazem em seus relatos um medo e desmotivação pelo conteúdo matemático.

Hoje os estudos das neurociências apontam caminhos que muitos educadores já seguem em suas salas de aula e desconhecem tal fato. Pensar matemática exige não só a aquisição desses novos conhecimentos neurocientíficos como também o despertar de estratégias assertivas de ensino. Ambas, em um ambiente que apresente estímulos para todas as vias sensoriais, necessárias ao aprendizado, somadas à construção dos conceitos de base da matemática poderão trazer um aprendizado da matemática mais efetivo, com maior motivação e menos estresse.

O objetivo deste manual foi trazer não só a união entre o saber escolar e o neurocientífico como também, de uma forma mais lúdica, propiciar o desenvolvimento dos conceitos básicos da matemática para, a partir daí, poder trabalhar com educação financeira.

Esperamos que encontrem aqui não só contribuições para o fazer docente no ensino da matemática, de modo a facilitar a aprendizagem dos alunos, como também o desejo de ampliar os próprios conhecimentos, compreendendo que as neurociências podem contribuir com a educação, em uma soma de saberes que se completam.

História e desenvolvimento do pensamento matemático

A matemática sempre esteve presente na vida cotidiana dos seres humanos. Porém, o que se tem visto até os dias de hoje é que algumas crianças não têm consciência da utilização extraescolar da matemática, embora possuam experiências riquíssimas no brincar, no contar e na identificação de coleções de objetos.

De uma forma bem breve, pode-se relembrar que a história da matemática vem desde a necessidade do homem primitivo de desenvolver o ato de contar, uma das atividades mais importantes do dia a dia, reconhecendo e comparando quantidades. Com o passar do tempo, objetos foram utilizados na comparação de quantidades, assim como a utilização de marcas, como em ossos de animais, pedras e até "nós" em cordas. Essa possibilidade levou à correspondência um a um, um passo importante para o desenvolvimento do conceito de número. Assim, adquirir "x" animais em uma caça correspondiam a "x" pedras ou "x" nós em uma corda.

De acordo com a necessidade, o homem foi aprendendo o senso numérico, a capacidade de agrupamentos e a necessidade de representação de quantidades por meio de símbolos que, no início, poderiam ser marcas feitas em ossos de animais ou em pedras, como já dito anteriormente. Um conjunto de símbolos foi criado, então, para representar as quantidades. Obtivemos, a partir daí, a contribuição de diferentes povos para a evolução dos números e cálculos, dentre estes os egípcios, os romanos, os hindus, os chineses e os árabes.

Hoje, os símbolos matemáticos são universais, a fim de facilitar a comunicação matemática no mundo todo. Ao se pensar sobre o que é o "dois", no mundo todo, é possível representar com os dedos das mãos, com a quantidade de objetos, em coleções de diferentes de objetos e, assim, pensar no símbolo universal utilizado para representar essa quantidade que é "2".

Embora a história da matemática diga que o homem criou o senso numérico e a contagem termo a termo dentro das necessidades da época e, que a partir desse ponto, um conjunto de símbolos foi sendo criado, as neurociências apresentam que a criança mesmo ainda antes de falar já consegue compreender alguns conceitos de contagem e agrupamento.

Conforme Scarpari e Rodrigues (org. Pantano e Rocca, 2015)[2], a criança, bem antes de adquirir habilidades linguísticas, já consegue saber a diferença entre um ou dois itens agrupados e a estimativa básica de contagem de três ou mais itens, habilidades que vão sendo aprimoradas gradualmente conforme suas vivências e estímulos recebidos no ambiente familiar.

Ainda, as autoras mencionadas dizem que para desenvolver habilidades de raciocínio, a criança depende de um processo cognitivo muito complexo para atingir mecanismos neurocognitivos como: função sensório-motora, que acontece quando a criança faz associação da contagem com o objeto; linguagem, que contribui com a cognição matemática; e a percepção visuoespacial, que está relacionada com a organização dos números em colunas, organização do espaço entre os números, contagem da esquerda para a direita.

As habilidades matemáticas fazem parte do nosso dia a dia, seja no momento da brincadeira, no ato de conferir troco, fazer tarefas escolares, medir distâncias ou calcular o tempo para realizar alguma atividade. Em várias situações é preciso quantificar, medir e comparar para se obter ou compreender algo. Muitas vezes, quando precisamos tomar alguma decisão, saber interpretar informações numéricas irá nos ajudar a fazer as melhores escolhas.

Para Geary[3], as habilidades matemáticas são classificadas em primárias e secundárias. As primárias são de origem biológica e envolvem a compreensão da numerosidade, ordinalidade, aritmética simples e início da contagem. As habilidades secundárias são adquiridas culturalmente e abrangem os números de uma maneira mais complexa até a resolução de problemas.

A matemática é considerada complexa e, muitas vezes, sua aplicabilidade não é vista na vida das pessoas. Ela não é utilizada como uma ferramenta para trabalhar a criatividade, motivação e eficiência nas crianças. Para tal, os ambientes experienciados desde a infância devem encorajar as crianças a pensar numericamente, proporcionar situações de conflito para relacionarem objetos e desenvolverem a mobilidade e a coerência do pensamento.

Alexa[4] refere que a capacidade de contar é tão importante quanto a capacidade de saber ler. No entanto, o entendimento do processo de representação numérica encontra-se em estágios relativamente precoces quando comparado ao entendimento da aquisição da linguagem e literacia.

Segundo essa mesma autora, existem dois sistemas responsáveis pelos princípios de nossos conceitos numéricos: o de magnitude numérica e o de individuação. O sistema de magnitude numérica refere-se ao controle de uma quantidade total aproximada, e o sistema de individuação paralela refere-se ao acompanhamento de um número pequeno de objetos. Acredita-se que cada sistema abarque diferentes regiões do cérebro em modos distintos.

A matemática é uma habilidade de desenvolvimento integral a ser alcançada (p. 417)[5]. Um desenvolvimento ineficiente na aquisição dessa habilidade produz custos individuais e sociais que comprometem a vida escolar, o mercado de trabalho e até a ascensão social de um indivíduo.

Barbosa[6] afirma que a construção de conceitos e habilidades numéricas ocorre de modo gradativo, variando individualmente, e está ligado ao contexto em que acontece. Essa autora destaca a importância da organização do contexto de aprendizagem, a experiência individual da criança, suas ideias, hipóteses e troca entre pares.

Durante o processo de aprendizado da matemática, faz-se necessário que a criança compreenda o que está sendo ensinado, domine os conceitos que recebe e, por meio da repetição, amplie espontaneamente o cálculo e a aritmética. Esse aprendizado requer tempo e é produto do esforço e trabalho contínuo.

Esse tempo e trabalho contínuo precisa fazer parte da vida da criança e adolescente e no ambiente escolar. Além de um processo contínuo, é necessário que a matemática esteja envolvida em um contexto organizado e motivacional a fim de garantir um vínculo positivo com o conteúdo.

Por isso, respeitar a faixa etária e o desenvolvimento cognitivo de cada criança e adolescente é de extrema importância, e faz toda a diferença no processo de aprendizagem quando o profissional tem consciência da heterogeneidade dentro da sala de aula.

Os estudos das neurociências têm mostrado que o aprendizado em sala de aula não acontece de maneira homogênea, mas sim heterogênea, pois, ainda que o processo do funcionamento cerebral seja comum entre seres humanos, ele acontece de forma diferente, uma vez que cada um possui vias sensoriais mais, ou menos, desenvolvidas que outras, o que faz com que as informações se processem de maneira e tempo diferentes.

Pensando que os seres humanos são diferentes e que, portanto, aprendem de maneira diferente, o educador deverá não só adequar suas estratégias de ensino como também ampliar seus conhecimentos nas Neurociências, a fim de compreender como o cérebro aprende e, a partir daí, obter recursos para adequar as diferentes formas de aprendizagem que ocorrem em sala de aula.

E isso também envolve a organização no ambiente escolar em que a criança e o adolescente estão inseridos, o que deverá levar o profissional da educação a sempre repensar a sua prática, estabelecer metas a serem atingidas, aprimorar suas aulas de acordo com as necessidades dos alunos e sempre despertá-los para a prática da rotina de estudos e execução das tarefas diárias relacionadas à escola, o que inclui a retomada de conteúdos aprendidos.

O processo de aprendizagem caminha juntamente com o de "ensinagem" do profissional da educação. Segundo Polity[7], aprender está para a aprendizagem assim como ensinar está para a "ensinagem", referindo-se à forma processual desses fazeres, o que permite considerar que a dificuldade de aprendizagem está intimamente relacionada à dificuldade de "ensinagem", e que ambas podem gerar o fracasso escolar.

Polity[6] traz uma diferença entre dificuldade de ensinar e "ensinagem", uma vez que a primeira se refere, em sua opinião, apenas à transmissão de um conteúdo específico; já a segunda, a "ensinagem", pressupõe interação, um processo emocional implícito no ato de ensinar, uma comunicação interativa, em que os estados de intersubjetividade podem tornar-se significativos. Para a autora, ensinar envolve trocas emocionais, portanto "ensinagem" envolve ensinar com a emoção e com a razão.

Estudos apontam que a educação matemática ativa o sistema límbico em razão da ansiedade causada que, por sua vez, apresentará uma diminuição da memória de trabalho e da atenção, trazendo prejuízos na aprendizagem.

Nos estudos feitos por Caviola et al.[8], relata-se que a pessoa em situação de estresse tem maior esforço cognitivo, especialmente da memória de trabalho. Durante a execução de tarefas matemáticas, a ansiedade também diminui a capacidade efetiva da memória de trabalho. Não se sabe ainda se o tempo determinado para a execução da tarefa matemática influencia nas escolhas das estratégias no domínio matemático.

O sistema límbico, por sua vez, trabalha por meio de noradrenalina, serotonina, dopamina e acetilcolina, que são moduladores sinápticos, e o neurotransmissor inibidor GABA tem como função induzir o relaxamento e o sono.

O estresse libera o cortisol e a adrenalina, o que funciona como um bloqueio, impedindo o aprendizado e a alta concentração de adrenalina. Isto favorece a liberação de beta endorfina, que está associada ao esquecimento e à falha na consolidação da memória.

Como contramedida, o GABA é liberado em alta quantidade e se liga em determinados sítios dos neurônios pré e pós-sinápticos, causando a hiperpolarização deles como uma maneira de combater o estresse, o que impede o funcionamento da transmissão sináptica.

Segundo Ferreira (org. Rotta, Ohlweiler e Riesgo, 2016)[9] a função da emoção na aprendizagem passa a ser um evento interno e não um complicador externo, que permeia o desenvolvimento "afetivo-cognitivo ou racional-afetivo", sendo visto como funções integradas e tendo papel importante nas tomadas de decisões.

No momento de aprender matemática ou mesmo qualquer outro conteúdo pedagógico, a criança e/ou adolescente precisa encontrar um ambiente equilibrado que proporcione momentos de prazer e diversão com o aprendizado. Estimular as vias sensoriais é importante, pois facilita a memorização de regras, fórmulas e conceitos matemáticos.

O conceito básico da aprendizagem é a memória, que é composta por complexas redes que representam necessidades e emoções do organismo. Segundo Ferreira (org. Rotta, Ohlweiler e Riesgo, 2016)[9], a emoção envolve a memória de acordo com o que a criança e/ou adolescente vivencia, construindo o juízo normativo. Portanto, o processo do estímulo emocional contínuo facilita a memória no processo de codificação e recuperação. A disfunção cognitivo-emocional da aprendizagem é resultado de traumas e estresse, o que dificulta o processo de memorização e aprendizagem.

Segundo Lima e Duarte (org. Pantano e Rocca, 2015)[2], a criança vivencia conflitos durante a etapa do seu crescimento em constante interjogo com o ambiente. Portanto, é importante a escola deixar de ser um ambiente somente de informações e se preocupar em proporcionar um ambiente que tem maior atenção às necessidades do desenvolvimento emocional dos estudantes.

A partir do momento que a escola se configurar em um ambiente acolhedor que ajuda as crianças a terem um equilíbrio emocional e segurança durante a aprendizagem, pode-se iniciar um processo de menos fracasso escolar.

Ter-se uma compreensão adequada de si mesmo e dos sinais sociais é a consequência básica para receber um retorno consistente do resultado de suas ações e do desenvolvimento da autoestima[2]. Por isso, as práticas escolares precisam ser revistas para não limitarem as possibilidades e aumentarem as desigualdades entre os alunos. A criança precisa aprender a desafiar-se, ter resiliência para acertar e mudar os erros e acreditar que pode descobrir mais coisas.

Percebe-se que, muito antes de seis anos, o profissional de educação precisa estimular conceitos matemáticos anteriores aos conteúdos ensinados no ensino fundamental I. Por isso, o brincar na educação infantil, envolvendo a matemática de forma lúdica, contribuirá para a organização do pensar em matemática. Isso pode ser feito com jogos e brincadeiras que colaborem com a aquisição do controle corporal e ensinem habilidades de se automonitorar e autorregular seu comportamento e estimulem o cérebro nas habilidades de alto nível, como as funções executivas, atenção, memória, controle inibitório, automonitoramento, autorregulação e metacognição.

Moustafa et al.[5] comentam que a cognição matemática se baseia em vários sistemas cognitivos, abrangendo a memória de trabalho, mecanismos espaciais e linguísticos, além de redes neurais complicadas. Ele relata que existe uma forte relação entre cognição numérica e funcionamento executivo. O funcionamento executivo, a memória de trabalho e a memória de longo prazo interagem de modo complexo para processar e facilitar as informações verbais, visuais e espaciais necessárias para dar conta de resolução de problemas.

Caviola et al.[8] colocam que entre os fatores cognitivos, a memória de trabalho é o processo mais usado e está fortemente relacionada ao bom desempenho em tarefas aritméticas. No entanto, ela é a mais sensível à interferência de estressores. A autora refere que os processos cognitivos podem ser afetados por emoções negativas, como ansiedade matemática ou situação de pressão. Isso pode gerar uma queda no desempenho do indivíduo.

Do ponto de vista evolutivo maturacional, entre 6 e 12 anos de idade, Bastos1 aponta a necessidade de alguns requisitos para o aprendizado adequado da matemática: capacidade para agrupar objetos de 10 em 10; ler e escrever de zero a nove; saber hora; resolver problemas com elementos desconhecidos; compreender metade e ¼; medir objetos; nomear o valor do dinheiro; medir volume; contar de 2 em 2, 5 em 5 e 10 em 10; compreender números ordinais; resolver problemas mentais simples; executar operações matemáticas básicas.

No ambiente escolar, uma das tantas dificuldades de aprendizagem que é possível observar encontra-se nos cálculos que dependem de pré-requisitos já citados, que necessitam ser levados em consideração no momento da elaboração de aula, para que assim não haja a tendência de cair no erro de classificar alunos como discalcúlicos.

Tabela I

Fase escolar	Conhecimentos numéricos e aritméticos adquiridos	Habilidades e tarefas
Pré-escolar	Habilidade numérica básica; habilidades precursoras	Compreensão de quantidade (exemplo: tarefas que requerem a comparação de quantidades e números); conhecimento de pequenas quantidades; habilidade de contar; identificação de números arábicos.
Ensino fundamental	Conhecimentos de aritmética	Adição e multiplicação de operações com um dígito (exemplo: 3 + 2; 3 x 2).
A partir do ensino fundamental	Operações aritméticas	Conhecimento da sequência correta de passos para solucionar problemas aritméticos.
A partir do ensino fundamental (conhecimentos mais complexos)	Raciocínio abstrato aritmético (habilidade altamente dependente do ensino escolar)	Conhecimento das quantidades envolvidas; das semelhanças e diferenças entre tipos distintos de operações; compreensão de operações aritméticas.

Fonte: Scarpari e Rodrigues, adaptado de Kaufmann e Von Aster, 2012[10].

Segundo a CIF-CJ[11], a criança precisa desenvolver a habilidade de manipular os números e realizar cálculos matemáticos envolvendo operações de subtração, adição, multiplicação e divisão. A resolução de situações-problema também é uma habilidade importante, na qual se utiliza a operação adequada, interpretando, identificando e analisando suas questões, sejam elas simples e/ou complexas. Portanto, é fundamental que a instituição escolar estruture a aprendizagem matemática respeitando o desenvolvimento cognitivo, o que é demonstrado na Tabela 1, ficando claro que os conhecimentos numéricos e aritméticos precisam estar presentes desde a educação infantil. Este é um processo contínuo e, conforme a experiência, a criança e o adolescente desenvolvem as habilidades numéricas e constituem uma memória emocional motivacional para se permitir aprender matemática ao longo da vida escolar.

Pantano[14] diz que a aprendizagem é um processo contínuo de significação e ressignificação de nossas memórias. As informações ambientais são constantemente significadas e se agrupam de acordo com novas memórias e novos significados atribuídos. Conhecer e saber estimular os canais sensoriais tornam-se a base da aprendizagem.

Ainda segundo Pantano[12], construímos as aprendizagens sobre o mundo que nos rodeia a partir da nossa interação sensorial com o ambiente. A interação sensorial tem início com a ativação dos receptores sensoriais que transformam o impulso ambiental em impulso elétrico (mecanismo de transdução). Mais do que somente o registro e evocação de informações, a aprendizagem envolve recursos de armazenamento em rede neural, o que permite grande variabilidade de evocação das informações.

Quando a matemática está envolvida nas questões financeiras

Um aprendizado bem sedimentado dos números é um pré-requisito essencial para saber utilizar o dinheiro. Saber lidar com o dinheiro não é uma tarefa fácil, porém desenvolver uma relação saudável com ele predispõe a uma qualidade de vida melhor. Um planejamento financeiro consciente possibilita escolhas melhores e mais equilibradas.

Para isso acontecer da forma esperada, é necessário estimular a área das funções executivas. Segundo Pantano[12], o termo funções executivas refere-se a uma gama de processos cognitivos de alto nível que se combinam para estabelecer objetivos e fazer escolhas em situações novas.

Na vida é importante estabelecer objetivos e metas, e isto vai demandar custos e prazos variados. Assim, a educação financeira pode ser uma ferramenta essencial para alcançar esses objetivos e evitar imprevistos.

É importante que a criança e o adolescente retomem os conteúdos que foram ensinados durante a aula para se apropriarem de requisitos necessários para a compreensão dos cálculos matemáticos, o que facilitará o aprendizado para lidar futuramente com o dinheiro.

No decorrer das suas vidas, a criança e o adolescente precisam ser estimulados para que desenvolvam as habilidades matemáticas e, assim, administrem os recursos cognitivos de maneira apropriada e busquem estratégias adequadas para solucionar os problemas e atingir seus objetivos.

Pantano[14] diz que os aspectos essenciais para regular o comportamento envolvem o uso de habilidades que visam à criação de estratégias para resolução de problemas e para atingir a meta (Figura 1).

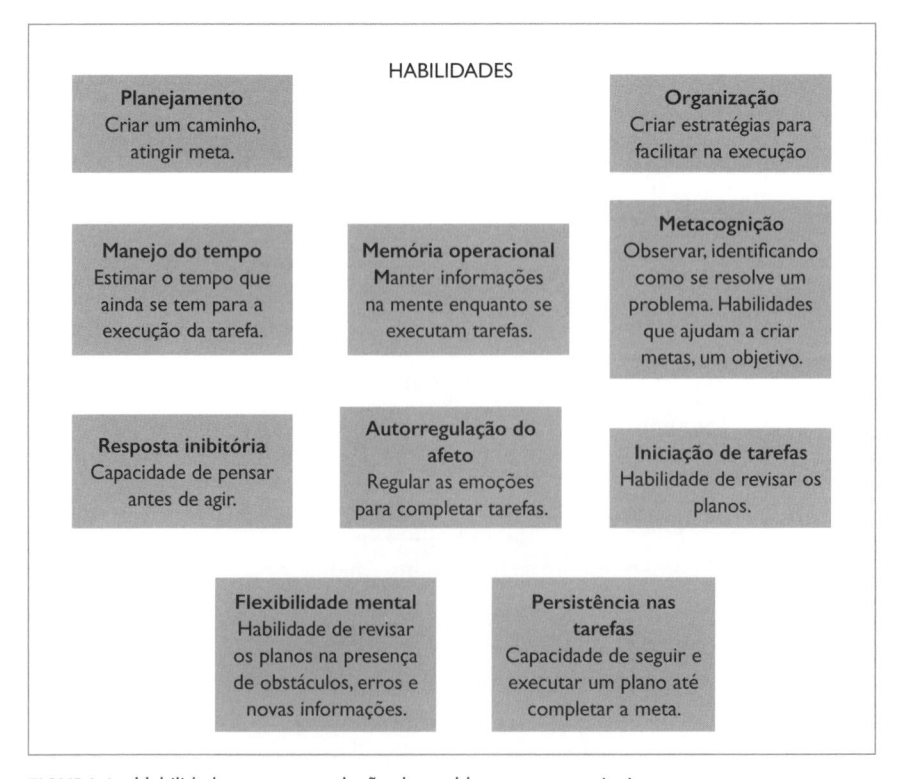

FIGURA 1   Habilidades para a resolução de problemas e para atingir a meta.

As funções executivas vão se desenvolvendo conforme estímulos externos, desde os primeiros anos de vida das crianças. Portanto, é fundamental que elas possam experienciar para que depois testem as possibilidades no ambiente escolar.

O impacto de déficit de funções executivas traz repercussões em várias áreas da vida e, principalmente, no processo de aprendizagem[13]. Portanto, é fundamental que a criança e o adolescente sejam estimulados nas habilidades matemáticas com atividades que capacitem essas competências.

Segundo Scarpari e Rodrigues (org. Pantano e Rocca, 2015)[2], estudos indicam o papel fundamental da memória operacional visuoespacial e da atenção para o desempenho adequado nas habilidades aritméticas. Quando se apresentam déficits nessas funções, estes poderão contribuir para o desenvolvimento do transtorno específico da aprendizagem nas habilidades de cálculo aritmético e raciocínio matemático.

Transtorno específico da aprendizagem e a dificuldade nas habilidades de cálculo aritmético e raciocínio matemático

O transtorno específico da aprendizagem começa a aparecer na infância, quando se pode perceber que a criança tem dificuldade com seriação, classificação e ordenação.

Segundo o DSM-5[13], o transtorno específico da aprendizagem é uma dificuldade na aprendizagem em habilidades acadêmicas e os sintomas precisam persistir por pelo menos seis meses. As habilidades afetadas estão substancial e quantitativamente abaixo do esperado para a idade, causando perturbação no desempenho escolar, apresentando prejuízos na leitura, expressão escrita e na matemática, e podem aparecer em três níveis: leve, moderado e grave.

Ainda, o DSM-5[13] deixa claro que o transtorno específico da aprendizagem é um transtorno do neurodesenvolvimento de origem biológica, com interações de fatores genéticos que atingem bases das anormalidades em nível cognitivo, associadas ao comportamento, trazendo dificuldades persistentes nas habilidades referentes às questões de âmbito escolar da criança. Os fatores genéticos, epigenéticos e ambientais influenciam a capacidade do cérebro para perceber ou processar informações verbais ou não verbais com eficiência e exatidão.

Esses dados neurocognitivos fornecem terreno para intervenções, que parecem ter efeitos positivos no desenvolvimento numérico das crianças de populações típicas e atípicas[14].

Segundo De Smedt et al.[14], vários autores propuseram que o desenvolvimento da discalculia (DD) surge de um comprometimento fundamental na representação de magnitudes numéricas[15,16], por exemplo, um comprometimento no processamento simbólico de números entre crianças com DD demonstrado, usando uma variedade de diferentes medidas dependentes.

Nos estudos feitos com crianças que apresentam DD, foram constatados prejuízos significativos e sistemáticos na comparação de magnitude simbólica apenas[17,18].

As crianças com DD seriam realmente prejudicadas no desenvolvimento de uma representação exata de números naturais, e isso explicaria suas dificuldades em manipular números e fazer o cálculo exato[14].

Tem havido um número crescente de esforços para descobrir quais regiões do cérebro podem ser subjacentes às associações entre processamento numérico de magnitude e matemática. Nos estudos com crianças e adultos, os sulcos intraparietais esquerdo e direito foram encontrados como importantes correlatos neurais do processamento numérico de magnitude (ver as referências 19 a 22 para uma metanálise em crianças).

Segundo De Smedt et al.[14], indo além da localização, um conjunto muito pequeno de estudos recentes começou a indicar que o grau em que o córtex parietal é ativado durante a magnitude numérica e o processamento em crianças estão relacionados a diferenças individuais no desempenho em matemática.

Especificamente, em um estudo funcional de ressonância magnética (FMRI), Bugden et al.[23] demonstraram que o grau em que o intraparietal (IPS) esquerdo é modulado pela razão numérica, durante uma tarefa de comparação de número simbólico, está relacionado a medidas padronizadas de fluência aritmética (acima da fluência de leitura) em crianças de 8 a 10 anos. Em outras palavras, aquelas crianças que exibiram um efeito de razão simbólica maior na atividade no IPS esquerdo também exibiram desempenho mais forte nos testes padronizados de aritmética acelerada[14].

A pesquisa de ressonância magnética com crianças com DD revelou um quadro amplamente inconclusivo a respeito das regiões do cérebro que podem mediar a associação entre o processamento de magnitude e o DD, embora alguns estudos tenham mostrado padrões de ativação atípicos do córtex parietal (como efeitos de distância reduzida na ativação cerebral) em crianças com DD, em relação a seu desenvolvimento de pares para não simbólico[24] e simbólico[25].

Processamento de magnitude numérica (ver também a referência 10 para uma metanálise) e outros estudos não revelaram diferenças no córtex parietal durante o número não simbólico, processamento entre crianças com e sem DD, mostrando diferenças nas regiões relacionadas à dificuldade da tarefa[26,27].

Tomados em conjunto, enquanto métodos de neuroimagem estão sendo usados para restringir nossa compreensão da associação entre processamento numérico de magnitude e matemática, atualmente existem poucos estudos sobre as habilidades em crianças com e sem DD, muitas vezes com tamanhos de amostra relativamente pequenos, o que não permite tirar conclusões claras.

Intervenções melhoraram significativamente o desempenho das crianças com processamento de magnitude numérica do DD. Ambos os estudos não incluíram um grupo controle que não recebeu a intervenção, o que dificulta avaliar se essas melhoras estavam relacionadas à intervenção ou a outros fatores, como maturação ou testes repetidos[14].

Na pesquisa feita por Vilette et al.[28], crianças com DD, quando utilizavam pequeno jogo computadorizado com números simbólicos, apresentavam melhora nos números simbólicos e cálculo, em relação a jogos que utilizam apenas cálculo exato, sem atenção específica ao significado numérico dos números simbólicos[14].

Esses dados podem sugerir que crianças com baixa conquista de matemática ou DD têm dificuldades em mapear símbolos para seus ANS representação ou, alternativamente, que eles não constroem de forma adequada um sistema para a representação de número simbólico fundamentalmente diferente da ANS. O processamento numérico de magnitude será mais importante para alguns aspectos das competências matemáticas do que outros. Assim, para medidas mais específicas de matemática, serão necessários desempenhos para explorar essas associações específicas[14].

Considerações finais

É no período escolar que normalmente ocorre a dificuldade em lidar com a matemática, pois conteúdos mais complexos passam a ser exigidos e desenvolvidos.

Os fatores relacionados a essa dificuldade são de origem biológica, cognitiva, socioeconômica, cultural e de questões pedagógicas envolvidas.

O aprendizado da matemática depende de uma complexa rede cerebral e de uma interação entre as funções executivas, memória de trabalho e memória de longo prazo. Essa ligação entre essas funções passa a processar e agilizar as informações verbais, visuais e espaciais quando se está tentando resolver tarefas matemáticas.

Qualquer alteração em diferentes segmentos dessa rede pode acarretar um comprometimento variado no desempenho durante o aprendizado da matemática. O aprendizado de conceitos matemáticos e numéricos depende de processos cognitivos que incluem também habilidades linguísticas.

Compreender os processos cognitivos que permitem o desempenho matemático eficiente e procurar reduzir a ansiedade da criança durante a execução das atividades são essenciais para melhorar o ensino da matemática.

Cabe ao professor criar estratégias para que o aluno supere suas dificuldades e se aproprie de uma matemática "útil" para o seu dia a dia.

O aluno precisa estar motivado a participar da construção do aprendizado, pois dessa forma o engajamento com o conteúdo possibilita grandes descobertas e estabelece novas conexões com temas variados.

As tarefas de matemática precisam ser criativas, visuais e com a possibilidade de se abordar uma ideia de diferentes maneiras. Deve-se fazer o aluno acreditar em seu potencial e entender os conceitos matemáticos, deixando de memorizá-los.

É importante incentivar os alunos a explorar o conteúdo seja qual for seu conhecimento prévio e realizar trabalho em grupo, o que facilitará a discussão de ideias e a resolução de problemas desafiadores. Conhecer o valor dos números e o que eles representam darão à criança autonomia na tomada de decisões que impactarão seu futuro.

O material elaborado neste manual poderá contribuir para uma boa reflexão sobre a retomada de conceitos e atuação prática de quem procura adquirir conhecimento relevante no ensino de crianças e adolescentes.

REFERÊNCIAS BIBLIOGRÁFICAS

1. Bastos JA. O cérebro e a matemática. São Paulo: Edição do Autor, 2008.
2. Pantano T, Rocca CCA. Como se estuda? Como se aprende? Um guia para pais, professores e alunos, considerando os princípios das neurociências. São José dos Campos: Pulso Editorial; 2015.
3. Geary DC. From infancy to adulthood: the development of numerical abilities. Europe Child & Adolescent Psychiatry, Columbia. 2000;1(9):11-6.
4. Alexa E. The developing math brain: an fNIRS Study. Master´s Thesis of Science. Psychology Accelerated Master's Degree Program. University of Michigan; 2015. http://hdl.handle.net/2027.42/111890.
5. Moustafa A, et al. Mathematics, anxiety and the brain. Rev Neurosci. 2017;28(4):417-29.
6. Barbosa HJ. Sentido de número na infância: Uma interconexão dinâmica entre conceitos e procedimentos. Paidéia, Ribeirão Preto. 2007;17(37):181-94.
7. Polity E. Dificuldade de ensinagem: que história é essa? São Paulo: Vetor; 2002.
8. Caviola S, Carey E, Mammarella I. Stress, time pressure, strategy selection and math anxiety in mathematics: a review of the literature. Front Psychol. 2017;8:1488.
9. Rotta NT, Ohlweiler L, Riesgo RS. Transtorno de aprendizagem: abordagem neurobiológica e multidisciplinar. 2. ed. Porto Alegre: Artmed, 2016.
10. Kaufmann L, Von Aster M. The diagnosis and management of dyscalculia. Deutsches Ärzteblatt International. 2012;109;45:767.
11. Organização Mundial da Saúde (OMS). Classificação Internacional de Funcionalidade, Incapacidade e Saúde: versão para crianças e jovens (CIF-CJ). Centro Colaborador da OMS para a Família de Classificação Internacionais em português. São Paulo: Edusp; 2011.
12. Pantano T, Vizzotto ADB, Rocca CCA. Funções cognitivas fundamentais para a aprendizagem: processamentos auditivo e visual, atenção, memória, linguagem e funções executivas. In: Serafim AP, Rocca CCA, Gonçalves PD. Intervenções neuropsicológicas em saúde mental, 1.ed. Barueri: Manole, 2020. p. 201-13.
13. American Psychiatric Association. Manual diagnóstico e estatístico de transtornos mentais, 5. ed. (DSM-5). Nascimento MIC, et al. (trad.); Cordioli AV, et al. (rev. téc.). 5.ed. Porto Alegre: Artmed; 2014.
14. De Smedt B, et al. How do symbolic and non-symbolic numerical magnitude processing skills relate to individual differences in children's mathematical skills? A review of evidence from brain and behavior. Trends in neuroscience and Education. 2013;2 (2):48-55.
15. Butterworth B. Developmental dyscalculia. Handbook of Mathematical Cognition. 2005; 93:455e467.

16. Wilson AJ, Dehaene S. Number sense and developmental dyscalculia. In: Coch D, Dawson G, Fischer KW (eds.). Human behavior, learning, and the developing brain: atypical development. New York: The Guilford Press; 2007. pp. 212-38.

17. Piazza M, et al. Developmental trajectory of number acuity reveals a severe impairment in developmental dyscalculia. Cognition. 2010;116(1):33-41.

18. Mazzocco MMM, Feigenson L, Halberda J. Preschoolers' precision of the approximate number system predicts later school mathematics performance. PLoS One. 2011; 6(9):e23749.

19. ANSARI, Daniel. Effects of development and enculturation on number representation in the brain. Nature reviews neuroscience, v. 9, n. 4, p. 278-291, 2008.

20. Kadosh RC, Lammertyn J, Izard V. Are numbers special? An overview of chronometric, neuroimaging, developmental and comparative studies of magnitude representation. Progress in Neurobiology. 2008;84(2):132-47.

21. Molko N, et al. Functional and structural alterations of the intraparietal sulcus in a developmental dyscalculia of genetic origin. Neuron. 2003;40(4):847-58.

22. Kaufmann L, et al. Dyscalculia from a developmental and differential perspective. Frontiers in Psychology. 2013;4:516.

23. Bugden S, Price GR, McLean DA, Ansari D. The role of the left intraparietal sulcus in the relationship between symbolic number processing and children's arithmetic competence. Developmental Cognitive Neuroscience. 2012;2(4):448-57.

24. Price GR, et al. Impaired parietal magnitude processing in developmental dyscalculia. Current Biology. 2007;17(24):R1042-R1043.

25. Mussolin C, et al. Neural correlates of symbolic number comparison in developmental dyscalculia. J Cognitive Neuroscience. 2010;22(5):860-74.

26. Kucian K, et al. Mental number line training in children with developmental dyscalculia. NeuroImage. 2011;57(3):782-95.

27. Kucian K, et al. Non-symbolic numerical distance effect in children with and without developmental dyscalculia: a parametric fMRI study. Developmental Neuropsychology. 2011;36(6):741-62.

28. Vilette B, Mawart C, Rusinek S. L'outil "estimateur", la ligne numérique mentale et les habiletés arithmétiques. Pratiques Psychologiques. 2010;16(2):203-14.

TREINO DE MATEMÁTICA
PARA CRIANÇAS

SESSÃO 1 – CONSTRUÇÃO DO NÚMERO/SISTEMA DE NUMERAÇÃO DECIMAL

Conceitos trabalhados
Agrupamento do sistema de numeração decimal.

Objetivo
Quantificar objetos e agrupá-los; associar a estrutura mental do número à sua palavra numérica.

Material
Palitos de sorvete coloridos do jogo "Só pode cinco"; dois dados por dupla; lápis e folha para anotar os resultados; elástico para amarrar os palitos; um quadro com espaços coloridos (*slide* C.1.1)

Sugestão: esse quadro pode ser montado com tampa de caixa de sapato. Dividem-se os espaços que podem ser pintados com tinta guache ou giz de cera.

Atividades

Regras do jogo "Só pode cinco"

Dependendo do número de crianças nessa atividade, colocá-las em duplas com uma caixa de palitos coloridos (vermelhos, amarelos e azuis) e dois dados.

Cada criança deve jogar os dados e, de acordo com o total, deve pegar a quantidade de palitos vermelhos. A cada cinco palitos vermelhos, o jogador deve amarrá-los com elásticos (agrupamento de cinco). A cada grupo de cinco palitos vermelhos, trocar por um amarelo e colocá-lo na casa amarela.

A criança deve continuar lançando os dados e fazendo as trocas dos palitos vermelhos pelos palitos amarelos e no final só poderá ter até cinco palitos soltos na parte vermelha, cinco grupos com cinco palitos cada (na parte amarela) e até cinco palitos amarrados na parte azul.

Ganha a dupla ou trio que chegar primeiro na casa azul com um grupo de cinco palitos amarrados.

SESSÃO 2 – CONSTRUÇÃO DO NÚMERO/ SISTEMA DE NUMERAÇÃO DECIMAL

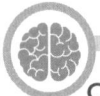

Conceitos trabalhados
Agrupamento do sistema de numeração decimal.

Objetivo
Quantificar objetos e agrupá-los; associar a estrutura mental do número à sua palavra numérica.

Material
Palitos de sorvete coloridos; dois dados por dupla; lápis e folha para anotar os resultados; elástico para amarrar os palitos; um quadro com espaços coloridos (*slide* C.1.1).

Sugestão: esse quadro pode ser montado com tampa de caixa de sapato. Dividem-se os espaços que podem ser pintados com tinta guache ou giz de cera.

Atividades

Variação do jogo "Só pode cinco".

Nesta fase, devem ser utilizados três dados para agilizar o jogo, pois o agrupamento será de dez em dez palitos, transformando o jogo em "Só pode dez".

Dependendo do número de crianças nessa atividade, colocá-las em duplas com uma caixa de palitos coloridos (vermelhos, amarelos e azuis) e três dados.

Cada criança deve jogar os dados e, de acordo com a soma, deve pegar a quantidade de palitos vermelhos. A cada dez palitos vermelhos, o jogador deve amarrá-los com elásticos (agrupamento de dez). A cada grupo de dez palitos vermelhos, trocar por um amarelo e colocá-lo na casa amarela.

A criança deve continuar lançando os dados e fazendo as trocas dos palitos vermelhos pelos palitos amarelos e no final só poderá ter até nove palitos soltos na parte vermelha, nove grupos com dez palitos cada (na parte amarela) e até dez palitos amarrados na parte azul.

Ganha a dupla ou trio que chegar primeiro na casa azul com um grupo de dez palitos amarrados.

SESSÃO 3 – CONSTRUÇÃO DO NÚMERO/SISTEMA DE NUMERAÇÃO DECIMAL/CONSTRUÇÃO DO VALOR POSICIONAL DO NÚMERO

Conceitos trabalhados
Sistema de numeração decimal – unidade/dezena/centena.

Objetivo
Quantificar objetos e agrupá-los; associar a estrutura mental do número à sua palavra numérica; noção de valor posicional do número; conceito e aplicação de unidade, dezena, centena.

Material
Palitos de sorvete coloridos; três dados por dupla; lápis e folha para anotar os resultados; elástico para amarrar os palitos; um quadro com espaços coloridos (*slide* C.3.1).

Sugestão: esse quadro pode ser montado com tampa de caixa de sapato. Dividem-se os espaços que podem ser pintados com tinta guache ou giz de cera.

Atividades

Segunda variação do jogo "Só pode cinco", iniciando o trabalho com os valores do quadro do sistema de numeração decimal

No *slide* C.3.2, há exemplo colorido para que o profissional possa visualizar como realizar as jogadas.

Dependendo do número de crianças nessa atividade, colocá-las em duplas com uma caixa de palitos coloridos (vermelhos, amarelos e azuis) e três dados.

Cada criança deve jogar os dados e, de acordo com a soma, deve pegar a quantidade de palitos vermelhos. A cada grupo de dez palitos vermelhos, deve trocar por um amarelo e colocá-lo na casa amarela, trazendo a ideia de que cada palito amarelo vale dez vermelhos (agrupamento de dez palitos).

A cada grupo de dez palitos amarrados da casa amarela, o jogador deve trocar por um palito azul e colocá-lo no espaço azul do quadro, trazendo a ideia de que cada azul vale dez amarelos e cada amarelo vale dez vermelhos.

Só poderão ter até nove palitos soltos na parte vermelha, nove grupos com dez palitos cada na parte amarela e até dez palitos amarrados na parte azul formando uma centena.

Quando o primeiro grupo chegar na casa azul, todos os outros paralisam a jogada e as crianças devem dizer quantos palitos possuem no total, olhando para o quadro. Nesse momento, iniciar o trabalho do valor posicional do número e seu real valor, ou seja, os palitos vermelhos representam as unidades com valor de um em um; os palitos amarelos, as dezenas com valor de dez em dez; os palitos azuis, as centenas com valor de cem em cem. Exemplo: representação do valor 258.

Ganha a dupla ou trio que formar o maior número no quadro.

Exemplo: representação do valor 258

Centena	Dezena	Unidade
2 palitos azuis = 100 + 100 = 200 OU 2 centenas	5 palitos amarelos = 10 + 10 + 10 + 10 + 10 = 50 OU 5 dezenas	8 palitos vermelhos = I + I + I + I + I + I + I + I = 8 unidades

SESSÃO 4 – CONSTRUÇÃO DO NÚMERO/CÁLCULO MENTAL/ADIÇÃO/ SUBTRAÇÃO

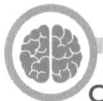

Conceitos trabalhados
Construção do número, cálculo mental, soma e subtração.

Objetivo
Estimular o cálculo mental por meio do jogo; trabalhar com a ideia de somar e subtrair.

Material
Tabuleiro (imprimir o *slide* C.4.3); cartas com soma ou subtração (imprimir e recortar as cartas dos *slides* C.4.1 e C.4.2); dois dados; dois ou quatro pinos coloridos; bloco para anotação (*slide* C.4.4); lápis; borracha.

Atividades

Regras do jogo "Somar ou subtrair"

- Cada participante deve lançar os dados, somar os números e andar as casas correspondentes no tabuleiro.
- O jogador que cair na casa azul deve somar dez ao número de sua casa e avançar, no tabuleiro, até o número do resultado.
- O jogador que cair na casa laranja deve subtrair dez do número de sua casa e voltar, no tabuleiro, ao número do resultado.
- O jogador que cair na casa amarela deve retirar uma carta contendo uma soma ou subtração e efetuá-la. Se acertar o resultado, anda cinco casas; se errar, volta cinco casas.
- Ganha o jogador que chegar à reta final primeiro. Após o término do jogo, proporcionar às crianças um espaço para falarem sobre seus sen-

timentos e emoções relacionados a ganhar ou perder na partida realizada e em outras situações vivenciadas.

Sugestão

O mediador que estiver no acompanhamento dos grupos no jogo poderá, após o término, solicitar que os jogadores registrem em seus bloquinhos de anotações as operações que realizaram, ao cair na casa amarela do tabuleiro, atentando-se ao valor posicional dos números na operação. Posteriormente, ao resolver as operações, a criança deverá criar uma situação-problema a partir daquele cálculo e entregar para um colega resolver e, depois, fazer a troca para verificação da resolução correta ou não.

SESSÃO 5 – CONSTRUÇÃO DO NÚMERO/ CÁLCULO MENTAL/ADIÇÃO/SUBTRAÇÃO

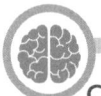

Conceitos trabalhados
Conceito de número, soma, subtração e cáculo mental.

Objetivo
Somar e subtrair a partir do ábaco vertical.

Material
Ábaco vertical confeccionado pelas crianças. São necessários: uma placa de isopor na medida de 20 cm por 10 cm e espessura de 3 cm; três palitos de churrasco; macarrão para sopa com furo no meio, ou tampinhas de refrigerante furadas no meio para encaixe nos palitos de churrasco; cola; caneta hidrocor; fita adesiva.

Atividades

Confecção de um ábaco vertical

O mediador deve orientar a criança a furar o isopor com o palito de churrasco, deixando os espaços entre os furos na mesma medida. Caso haja necessidade, os palitos podem ser fixados com fita adesiva ou com cola.

Após furar, as crianças devem registrar com caneta as siglas "U" (unidade), "D" (dezena) e "C" (centena), conforme a figura a seguir.

As crianças devem trabalhar em duplas. Cada uma passa uma operação matemática de adição e subtração ao colega, que deverá resolvê-la no ábaco e registrar no bloco de anotações. Inicialmente, a operação não deve apresentar recurso para o treino inicial do uso do ábaco. As crianças devem lembrar o limite de quantidade de macarrões em cada casa, ou seja, ao chegar em dez macarrões na unidade, deve-se trocar por um macarrão da casa da dezena.

Após compreender o processo, as crianças podem sugerir, ao colega, operações com recurso.

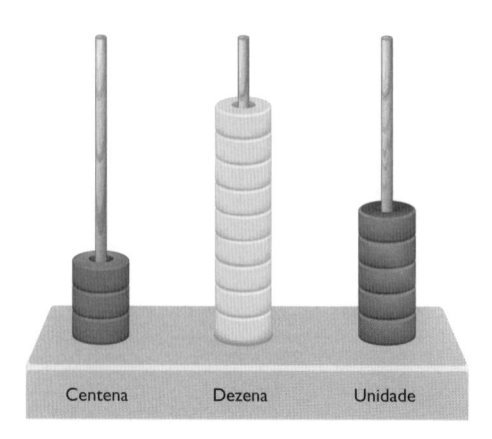

FIGURA 1   Exemplo de ábaco.

O colega que ditar a operação deve ser o juiz para dizer se o resultado está correto ou não.

Discutir com as crianças quais as emoções e os sentimentos ao acertar e ao errar as operações, proporcionando um espaço para que relatem o que sentem em relação à matemática, a fim de se desconstruir sentimentos e emoções negativas em relação à matéria.

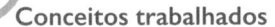

SESSÃO 6 – CONSTRUÇÃO DO NÚMERO/ CÁLCULO MENTAL/ADIÇÃO/SUBTRAÇÃO

Conceitos trabalhados
Conceito de número, soma e subtração.

Objetivo
Somar e subtrair a partir do jogo do dominó das operações.

Material
Jogo do dominó tradicional, suficiente para a quantidade de duplas e/ou trios; lápis; borracha; bloco de anotações (*slide* C.6.1); jogo "Dominó das operações" (*slides* C.6.2 a C.6.5).

Atividades

As crianças podem ser separadas em duplas ou trios, conforme a percepção e a necessidade do mediador. Recebem um jogo do dominó tradicional, para uma partida, a fim de compreenderem o que será feito com o jogo do dominó das operações, uma vez que a forma de jogar é a mesma.

Em seguida, cada dupla ou trio recebe um jogo do dominó das operações e iniciam a partida (*slides* C.6.2 a C.6.5).

Se for possível, ao final da partida, o mediador pode solicitar que as duplas e/ou trios realizem em seus blocos de anotações as operações de suas cartas do dominó das operações, a fim de trabalhar o registro escrito do cálculo mental realizado, utilizando o algoritmo matemático.

Após o cálculo das operações, cada dupla deve escolher um cálculo realizado e, juntos, redigir uma situação-problema a partir desta. Após a criação, devem trocar entre duplas/trios para que um resolva a situação-problema do outro e, depois, devolver para que a outra dupla, que criou, possa realizar a correção da resolução. Essa é uma boa oportunidade de o mediador observar as necessidades de cada criança a respeito da resolução de problemas e criar novas estratégias para saná-las.

Regras do "Dominó das operações"

- Imprimir os *slides* C.6.2 a C.6.5, recortar as fichas do dominó e misturá-las.
- Cada integrante da dupla ou trio recebe sete fichas e as restantes devem ficar no centro da mesa.
- Coloca-se uma ficha do montinho no centro da mesa. O jogador, em sua vez, deve observar se tem alguma ficha que se encaixa em uma das pontas do dominó. Caso não tenha a ficha, deve comprar uma do monte. Se mesmo assim não conseguir uma ficha correspondente, deve passar a vez para seu adversário da direita.
- Ganha quem terminar suas fichas primeiro.

SESSÃO 7 – CONSTRUÇÃO DO NÚMERO/ CÁLCULO MENTAL/ADIÇÃO COMO SOMA DE PARCELAS IGUAIS E A MULTIPLICAÇÃO

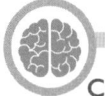

Conceitos trabalhados
Conceito de número, adição e multiplicação (propriedade comutativa).

Objetivo
Associar a multiplicação à soma de parcelas iguais.

Material
Grãos ou objetos (sugestão: pipoca, feijão, botões coloridos, macarrão, lentilha e outros); copinhos descartáveis de café; lápis, borracha, bloco de anotações (*slide* C.7.1).

Atividades

Cada criança deve receber dez copinhos de café e os objetos ou grãos.

Devem ser colocados em cada copinho, inicialmente, dois feijões. A criança deve dizer quantos têm no total, de preferência utilizando o cálculo mental, ou a contagem de 2 em 2.

Após a contagem, devem registrar no bloquinho de anotações como chegaram à conclusão do total, de acordo com aquilo que fizeram mentalmente e com o que observaram em cada copinho, ou seja, 2 + 2 + 2 + 2 + 2 + 2 + 2 + 2 + 2 + 2 = 20.

O próximo passo é utilizar apenas dois copinhos e colocar dez feijões em cada um e repetir o mesmo processo para chegar ao resultado, ou seja, chegando ao registro de 10 + 10 = 20.

No próximo passo, utilizar cinco copinhos e colocar quatro feijões em cada um e repetir o mesmo processo para chegar ao resultado, ou seja, chegando ao registro de 4 + 4 + 4 + 4 + 4 = 20.

O próximo passo é utilizar quatro copinhos e colocar cinco feijões em cada um e repetir o mesmo processo para chegar ao resultado, ou seja, chegando ao registro de 5 + 5 + 5 + 5 = 20.

Após esse processo, o mediador deve questionar: "De que outra maneira matemática poderíamos chegar ao resultado 20, porém, agora, utilizando a multiplicação?".

A criança deve descobrir que, para se chegar ao resultado, podemos utilizar não só a soma de parcelas iguais para se obter o mesmo resultado, mas diferentes multiplicações, ou seja, para o resultado 20 temos: 2×10; 10×2; 5×4; 4×5.

Após a percepção da soma de parcelas iguais e as diferentes multiplicações para se obter o mesmo resultado, o mediador deve questionar se as crianças saberiam de outras multiplicações que são diferentes, mas que o resultado seja o mesmo, realizando o processo com os copinhos de café e os grãos, compartilhando com o grupo. Exemplos: 3×2; 2×3; 6×1; 1×6, 2×6; 6×2; 3×4; 4×3; e outras.

SESSÃO 8 – CONSTRUÇÃO DO NÚMERO/CÁLCULO MENTAL/ADIÇÃO COMO SOMA DE PARCELAS IGUAIS E A MULTIPLICAÇÃO/TABUADA

Conceitos trabalhados
Conceito de número, soma e multiplicação (propriedade comutativa).

Objetivo
Associar a multiplicação à soma de parcelas iguais.

Material
Tabela da multiplicação preenchida (*slide* C.8.1); folha de sulfite para registro; lápis e borracha.

Atividades

O mediador deve retomar o que foi feito e descoberto no encontro anterior, ou seja, que a multiplicação é a soma de parcelas iguais e que diferentes escritas podem representar o mesmo resultado.

Cada criança recebe a tabela das multiplicações (*slide* C.8.1) preenchida com todas as multiplicações.

As crianças devem encontrar quais escritas multiplicativas apresentam o mesmo resultado e pintá-las da mesma cor, para que assim possam chegar à compreensão de que só é necessário saber um dos fatores que estão pintados para memorizar a tabuada, pois a ordem dos fatores não altera o produto (propriedade comutativa). Exemplo: $4 \times 5 = 5 \times 4 = 20$.

As crianças devem listar, em uma folha, quais tabuadas pintaram da mesma cor e que possuem o mesmo resultado.

O mediador deve levá-las à conclusão de que só é necessária a memorização de metade das tabuadas, em função da propriedade comutativa.

SESSÃO 9 – CONSTRUÇÃO DO NÚMERO/ CÁLCULO MENTAL/MULTIPLICAÇÃO

Conceitos trabalhados
Conceito de número e multiplicação.

Objetivo
Fixar os resultados da tabuada compreendendo que eles se repetem por meio da propriedade comutativa.

Material
Tábua de Pitágoras (*slide* C.9.1) e tabela das multiplicações do encontro anterior.

Atividades

Entregar para cada criança a sua tabela preenchida e colorida do encontro anterior e os registros pessoais da lista de multiplicações com o mesmo resultado.

Em seguida, devem preencher os resultados que faltam na "Tábua de Pitágoras" como uma outra maneira de registrar os resultados das multiplicações e memorizá-las.

Após o preenchimento, as crianças devem pintar, de cores diferentes, os resultados em linhas e colunas, de acordo com a contagem de cada tabuada, ou seja, de 2 em 2; de 3 em 3; de 4 em 4 e assim sucessivamente, conforme modelo a seguir (*slide* C.9.2).

O mediador também pode discutir as descobertas e percepções das linhas e colunas. Por exemplo, na coluna e na linha do 5, o que é possível observar? E na linha e coluna do 10?

Tábua de Pitágoras

X	1	2	3	4	5	6	7	8	9	10
1	1	2	3	4	5	6	7	8	9	10
2	2	4	6	8	10	12	14	16	18	20
3	3	6	9	12	15	18	21	24	27	30
4	4	8	12	16	20	24	28	32	36	40
5	5	10	15	20	25	30	35	40	45	50
6	6	12	18	24	30	36	42	48	54	60
7	7	14	21	28	35	42	49	56	63	70
8	8	16	24	32	40	48	56	64	72	80
9	9	18	27	36	45	54	63	72	81	90
10	10	20	30	40	50	60	70	80	90	100

SESSÃO 10 – CONSTRUÇÃO DO NÚMERO/ CÁLCULO MENTAL/MULTIPLICAÇÃO, ADIÇÃO E SUBTRAÇÃO

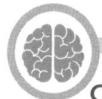

Conceitos trabalhados
Conceito de número, soma, subtração e multiplicação.

Objetivo
Fixar os resultados da tabuada, realizar cálculos mentais de adição, subtração e multiplicação. Para crianças com maior grau de dificuldade, sugere-se trabalhar essa habilidade por meio da decomposição ou com operações mais simples.

Material
Jogo "Bingo das operações" (*slides* C.10.1 a C.10.3); lápis e borracha.

Atividades

Cada dupla ou grupo recebe uma cartela do "Bingo das operações" (*slides* C.10.1 a C.10.3).

Os números com resultados das operações do bingo se encontram nos *slides* C.10.4 a C.10.6 e devem ser destacados.

Essa atividade poderá ser feita em grupos de quatro ou cinco crianças, sendo que um dos participantes "cantará" os números, que são os resultados das operações do bingo.

Ganha quem conseguir preencher corretamente metade da cartela.

SESSÃO 11 – CONSTRUÇÃO DO NÚMERO/DIVISÃO

Conceitos trabalhados
Conceito de número e divisão.

Objetivo
Trabalhar com a ideia da divisão; criação e resolução de problemas a partir dela; ter noção de dividir em partes iguais e não iguais a partir das problematizações da história "Tocaram a campainha".

Material
Livro de literatura infantil *Tocaram a campainha* (Pat Hutchins; tradução de Ana Maria Machado; Editora Salamandra); ilustração de biscoitos (*slide* C.11.1); papel sulfite; lápis e borracha. Este livro é apenas uma sugestão, é possível o uso de outro material desde que aborde esse tema.

Atividades

Inicialmente, fazer a leitura da história por completo. Proporcionar aqui um momento de discussão do tema com as crianças a partir dos sentimentos e emoções que surgem quando precisamos dividir algo com outras crianças. O que sentimos? É fácil dividir o que é seu? Como podemos dividir o que temos sem ficar com a sensação de "ficar com menos"?

As crianças devem ser separadas em duplas para realizar a atividade.

Os biscoitos (*slide* C.11.1; 4 cópias totalizando 32 unidades) devem ser impressos e recortados para essa atividade e, em um primeiro momento, devem ser divididos em partes iguais, conforme a releitura da história, ou seja, a cada campainha chegavam mais crianças, portanto, será necessário refazer a divisão dos biscoitos a cada número de crianças que chegava. Antes da avó chegar com mais 20 biscoitos, a dupla deverá ter passado pelas seguintes divisões com os biscoitos: $12 \div 2$; $12 \div 4$; $12 \div 6$; $12 \div 12$. Quando a avó chega com 20 biscoitos, a dupla de crianças deve destacar os 20 biscoitos restantes do anexo e juntar aos 12 que já tinham. Agora, devem realizar a divisão 32 ÷ 12, utilizando os biscoitos.

Após a divisão, conforme a história, as crianças observarão se a partilha dos biscoitos ficou exata ou não. O mediador pode trazer as seguintes situações-problema: "Deu para dividir em partes iguais?"; "Quanto ficou para cada um?"; "Sobraram biscoitos?"; Quantos?"; "O que você acha que poderia ser feito com a sobra?"

Ao final da atividade, cada criança deve registrar em folha de sulfite, da maneira que quiser, como ficou a divisão final dos biscoitos (32 ÷ 12).

SESSÃO 12 – CONSTRUÇÃO DO NÚMERO/CÁLCULO MENTAL/DIVISÃO E O SEU ALGORITMO

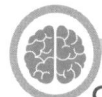

Conceitos trabalhados
Conceito de número e divisão.

Objetivo
Trabalhar com a ideia da divisão e o seu algoritmo, assim como com a criação e resolução de problemas.

Material
Registro da divisão de biscoitos de cada criança da sessão anterior; lápis; borracha; folha de sulfite.

Atividades

Inicialmente, retomar o registro da divisão do encontro anterior. Socializar entre as crianças todas as diferentes maneiras de registro para representar a divisão, explorando a diversidade deles. O mediador deve levar as crianças a compreenderem que não é possível que a matemática tenha diferentes maneiras para uma mesma divisão e que, portanto, criou-se uma forma única de registro, para que ela pudesse ser reconhecida no mundo todo.

Perguntar se as crianças sabem que maneira é essa de representar uma divisão, pedindo para alguém mostrar como ficaria a divisão dos biscoitos da história "Tocaram a campainha". Nesse momento, proporcionar um espaço para discutir as diferentes formas de registro do algoritmo da divisão, caso isso apareça no grupo.

Após compartilhar, o mediador deve fazer o registro do algoritmo da divisão, conforme a história, de forma que todos vejam. Aqui pode-se trabalhar conforme a realidade de cada espaço que aplicará essas sugestões. "A divisão a ser realizada é $32 \div 12 = ?$", podendo ser feita ou não pelo processo americano, dada a oportunidade que a história oferece.

O mediador também pode problematizar estimativas: "Quantos biscoitos vocês acham que ficariam para cada um?"; "Sobrariam ou não biscoitos?"; "Quantos biscoitos foram distribuídos no primeiro momento?"

Sugestão

Após a divisão dos biscoitos por meio da releitura da história, pode ser utilizado material concreto para se trabalhar o conceito de divisão exata e não exata. Exemplos de materiais: copinhos de café, contas, grãos em geral ou macarrão. Se o mediador quiser, pode trabalhar a criação e resolução de situações-problema a partir da utilização desse material.

TREINO DE MATEMÁTICA PARA ADOLESCENTES

SESSÃO I – CONSUMO ESSENCIAL E SUPÉRFLUO

Conceitos trabalhados
Ideia de consumo essencial e supérfluo.

Objetivo
Verificar o entendimento e o conceito sobre essencial e supérfluo no consumo; metas em curto, médio e longo prazos.

Material
Folha de sulfite, lápis, borracha, 30 cartões com imagens (*slides* A.1.1 a A.1.5).

Atividades

Por meio da conversa, fazer o levantamento prévio com os adolescentes a respeito de: "O que entendem sobre educação financeira?"; "Vocês acham que é importante ter um controle dos gastos no dia a dia?"

No início, entregar uma folha para cada adolescente, a fim de registrarem o que acreditam ser fundamental para a sobrevivência no dia a dia e o que seria supérfluo.

Definir as necessidades de consumo com cada paciente em curto, médio e longo prazos e em que momento das metas é possível realizar o "sonho" de cada um.

Distribuir 30 imagens (*slides* A.1.1 a A.1.5) para o grupo. Estas imagens devem ser separadas pelos participantes em duas categorias, ou seja, as que representam consumo essencial e as que representam consumo supérfluo.

Associar as imagens e discutir em grupo o que é supérfluo e o que é essencial, de acordo com o adolescente. Na sequência, associar as necessidades de curto, médio e longo prazos.

SESSÃO 2 – TROCAS E ESCAMBOS

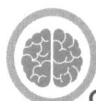

Conceitos trabalhados
Obter, negociar.

Objetivo
Conhecer a história do surgimento do dinheiro.

Material
História do dinheiro (*slides* A.2.1 a A.2.3), fichas com ilustrações da origem do dinheiro (*slides* A.2.4 a A.2.10), ficha com os nomes dos países e suas respectivas moedas (*slide* A.2.11) moedas e cédulas atuais e antigas de diversos países.

Atividades

Conhecer a história do surgimento do dinheiro (moeda, cédula, cheque e cartão) (*slides* A.2.1 a A.2.3), como era antes disso com as trocas por meio da agricultura e surgimento do sal. Expor aos adolescentes as fichas da origem do dinheiro (*slides* A.2.4 a A.2.10) e as com nomes das moedas de diversos países (*slide* A.2.11).

Trazer curiosidades sobre o dinheiro de outros países, inclusive cédulas e moedas antigas do Brasil. Proporcionar uma conversa entre os adolescentes sobre as diferenças das cédulas e moedas entre países.

Para exercitar a troca sem uso do dinheiro, cada adolescente pode trazer um objeto de sua escolha que não queira mais, realizando a negociação com os outros integrantes do grupo.

História do dinheiro

Você já trocou algum objeto com alguém conhecido? A prática de troca é quase tão antiga quanto a própria história do homem, pois, desde que começou a viver em sociedade, o homem começou a fazer trocas para satisfazer as suas necessidades.

A troca de produtos e objetos é o que chamamos de comércio. Em nossa sociedade, trocamos produtos e mercadorias por dinheiro. Nessas trocas, as mercadorias têm preços.

No comércio de tempos bem antigos podiam ser utilizadas diferentes peças ou objetos para as trocas, desde que as pessoas que estavam trocando lhes atribuíssem valor. Podiam ser usadas conchas, pedras, peles de animais, sal, metais (couro, cobre e prata) etc. Os índios brasileiros não conheciam o dinheiro, por isso trocavam cocares por objetos portugueses.

Na Roma antiga, por exemplo, os soldados recebiam "*salarium*", isto é, sal como pagamento por seus serviços. A palavra salário nasceu daí.

O dinheiro surgiu para tornar o comércio mais fácil. Vários materiais já foram usados para fazer o dinheiro, que também já teve várias formas. O primeiro dinheiro criado pelo homem foi a moeda, que começou a ser feita em ouro e prata.

O valor de cada moeda correspondia ao valor do metal utilizado na sua cunhagem. Atualmente, as moedas são feitas de metais como cobre, níquel, bronze, latão e aço. Geralmente têm forma circular e apresentam desenhos, letras e números gravados.

Como as moedas eram pesadas, para facilitar as transações com grandes quantias de dinheiro foi criado o papel-moeda, isto é, cédulas ou notas de dinheiro.

O primeiro dinheiro feito em papel apareceu na China. As pessoas deixavam as moedas de ferro, muito pesadas, com os comerciantes e usavam como dinheiro os recibos de papel que eles entregavam. Hoje em dia, o dinheiro tem forma de papel (cédulas e cheques), plástico (cartões de crédito) e metal (moeda).

Com o passar do tempo, surgiram os bancos, estabelecimentos que guardam, emprestam e administram o dinheiro das pessoas. Os bancos se desenvolveram muito e continuam fazendo comércio com o dinheiro: guardam e emprestam o dinheiro, recebem pagamento de contas, fazem cobranças de dívidas, financiam construções e moradias. Os bancos também emitem talões de cheques e cartões magnéticos para que seus clientes não precisem carregar consigo muito dinheiro.

Em cada país, uma instituição pública é a responsável pela emissão de cédulas e moedas do seu dinheiro. No Brasil, essa instituição é o Banco Central do Brasil. Nossas moedas e cédulas são fabricadas na Casa da

(continua)

(*continuação*)
Moeda do Brasil, que fica no Rio de Janeiro. Em 1961, a Casa da Moeda lançou a primeira cédula inteiramente fabricada no Brasil. No valor de R$ 5,00, a cédula homenageava o índio e ficou conhecida como a "Nota do Índio" (*slides* A.2.1 a A.2.3).

Escambo

O escambo foi uma forma mais primitiva de troca de mercadorias. Nessa época, ainda não havia moedas na nossa civilização, a forma de comercializar era a troca de produtos. Por exemplo, se uma pessoa possuía uma grande quantidade de grãos, além do consumo próprio, tinha a possibilidade de trocar por outro produto do seu interesse. A principal dificuldade dessa época era a falta de uma medida de valor entre os produtos (*slide* A.2.4).

Moeda-mercadoria

Os produtos mais procurados tornaram-se rapidamente moeda-mercadoria, assim passaram a ser referência de preço. Com isso, passou-se a ter a primeira medida de valor para o comércio. Por ser vantajoso tanto na locomoção própria como na reprodução, o gado tornou-se a moeda mais utilizada pelos negociadores. Outra moeda-mercadoria muito usada na época era o sal, pois era muito difícil obtê-lo e por ser muito usado na conservação dos alimentos. No Brasil, os produtos mais comercializados eram o pau-brasil, o açúcar e o cacau (*slide* A.2.5).

Metal

O valor seguinte foi o metal. Usado por todos para a fabricação de utensílios domésticos e armas. Suas vantagens eram a facilidade para transportar e a capacidade de fracionar os valores e quantidades. A princípio era comercializado em estado bruto, depois foi fundido em barras. Como havia desconfiança no peso e no grau de pureza do metal, criou-se uma maneira de marcar o valor na própria barra, indicando o responsável pela emissão, o que permitiu agilizar as negociações (*slide* A.2.6).

Primeiras moedas

No século VII a. C., surgiram as primeiras moedas parecidas com as que usamos atualmente. Eram pequenas peças de metal com peso e valores definidos com a descrição oficial de quem era o emissor. Como eram cunhadas manualmente, não tinham um padrão de tamanho e forma. O primeiro personagem estampado na moeda foi Alexandre, o Grande, da Macedônia. A maioria das moedas era fabricada com metais como ouro e prata (*slide* A.2.7) (*slide* A.2.7).

Cédulas

Na Idade Média, muitas pessoas deixavam suas moedas nas mãos de ourives, que em troca entregavam um papel como garantia. Com o tempo esses papéis passaram a ser usados como forma de efetuar pagamentos e começaram a circular pela sociedade, dando origem às primeiras cédulas. No Brasil, os primeiros "bilhetes de banco" foram lançados no Banco do Brasil, em 1810. Com o controle do governo pela emissão das cédulas, originou-se o aparecimento das notas oficiais (*slide* A.2.8).

Cheques

Para prover a necessidade de efetuar transações mais volumosas em dinheiro, foi criada uma forma de pagamento que determinaria o valor por escrito em um papel e definiria quem seria a pessoa beneficiada. Os cheques são folhas de papel sem valor. A maior vantagem dessa forma de pagamento é agilizar a transação de grandes somas de dinheiro e diminuir a necessidade de troco (*slide* A.2.9).

Cartões

No ano de 1949, Frank MacNamara estava com executivos financeiros em um restaurante na cidade de Nova York e percebeu que tinha esquecido seu dinheiro e seu talão de cheques para pagar a conta. Então, teve a ideia de criar um cartão que contivesse o nome do dono, e que após um tempo, o dono do cartão pudesse pagar a conta.

No início de 1970, o First National City Bank lançou um cartão no Brasil. A década de 1980 marca a representação no Brasil da American Express e o lançamento do cartão de débito pelo Bradesco.

O cartão de débito funciona como um meio de pagamento ligado diretamente com sua conta bancária e, às vezes, pode ser utilizado como cartão de crédito. O cartão de crédito foi criado para facilitar as compras e reduzir a quantidade de dinheiro "vivo" em circulação. (*slide* A.2.10)

Moedas de diversos países	
África do Sul – Rand	Grã-Bretanha – Libra esterlina
Alemanha – Euro	Grécia – Euro
Arábia Saudita – Rial	Holanda – Euro
Argentina – Peso argentino	Hungria – Forint
Austrália – Dólar australiano	Índia – Rupia
Áustria – Euro	Irã – Rial iraniano
Bélgica – Euro	Iraque – Dinar
Bolívia – Boliviano	Israel – Shekel novo
Canadá – Dólar canadense	Itália – Euro
Chile – Peso chileno	Japão – Iene
China – Iuan reumimbi	México – Novo peso mexicano
Colômbia – Peso colombiano	Paraguai – Guarani
Coreia do Sul – Won sul-coreano	Peru – Novo Sol
Cuba – Peso cubano	Polônia – Zloti

(*continua*)

Moedas de diversos países (*continuação*)	
Dinamarca – Coroa dinamarquesa	Portugal – Euro
Egito – Libra egípcia	Rússia – Rublo
Equador – Dólar americano	Suíça – Franco suíço
Espanha – Euro	Uruguai – Novo peso uruguaio
Estados Unidos – Dólar	Venezuela – Bolívar
França – Euro	(*slide* A.2.11)

SESSÃO 3 – PRÁTICA DE CONSUMO

Conceitos trabalhados
Comprar e gastar.

Objetivo
Ser capaz de criar uma situação lúdica, uma "lanchonete", para exercitar o papel de consumidor e a prática do uso do dinheiro.

Material
Cédulas e moedas lúdicas, sulfite, caneta, tabela com cardápio e bloquinho para o garçom (*slide* A.3.1).

Sugestão para sala de aula: o profissional pode entregar uma tabela sem informações (*slide* A.3.2), para que os alunos possam criar seus próprios produtos da lanchonete com os respectivos preços.

Atividade

Reconhecer quais são as cédulas e moedas utilizadas atualmente, por meio do dinheiro lúdico (*slides* A.3.3 e A.3.4).

Criar uma situação próxima à realidade, por exemplo, uma lanchonete de sanduíches (criar com os adolescentes um nome fictício para a lanchonete).

Preencher a tabela de produtos da lanchonete com os preços, conforme modelo do *slide* A.3.5 (para sala de aula) ou utilizar o cardápio sugerido no manual.

Levá-los a somar os gastos e a calcular o troco pelo cálculo mental.

Por meio do cálculo mental, levar os participantes a concluir se o dinheiro utilizado foi suficiente ou se faltou e qual seria o troco.

SESSÃO 4 – TROCAS NA BASE DO SISTEMA DE NUMERAÇÃO DECIMAL COM O DINHEIRO

Conceitos trabalhados
Trocas e valores (base do sistema de numeração decimal) por meio do dinheiro.

Objetivo
Desenvolver a habilidade de trocas.

Material
Dinheiro e atividades (*slides* da Sessão 4).

Atividades

Retomar as trocas feitas com o dinheiro (troco) da sessão lúdica anterior para desenvolver a habilidade de compor e decompor valores.

Resolver as atividades dos *slides* da Sessão 4 para trabalhar trocas de valores e cálculo mental, proporcionando espaço para que o adolescente utilize a metacognição.

Após a resolução das atividades, proporcionar um momento em que cada adolescente possa exprimir um sentimento a respeito do que foi feito e, em grupo, possam conversar sobre essas impressões.

Sugestão: as atividades estão separadas em opção 1 (*slides* A.4.1 a A.4.4) e opção 2 (*slides* A.4.5 a A.4.8), dependendo da necessidade do adolescente.

Observação

Caso o profissional perceba, durante a execução dessa atividade, que falta ao adolescente a noção da base do sistema de numeração decimal, recorrer ao jogo dos palitos coloridos, descrito na seção para crianças deste livro.

SESSÃO 5 – CONSTRUÇÃO DE VALORES

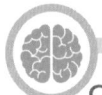

Conceitos trabalhados
Valorizar, celebrar.

Objetivo
Validar a capacidade individual de acordo com a etapa do desenvolvimento do adolescente.

Material
Tabela e questionário de entrevistas.

Atividades

O adolescente deve receber o questionário (*slides* A.5.1 e A.5.2) com perguntas sobre valores da educação financeira, ganância, individualismo e valorização das atividades da vida diária e deve responder com outro adolescente.

Cada adolescente recebe uma tabela (*slide* A.5.3) para anotar, durante uma semana, quais "tarefas" (atividades) consegue cumprir, com uma explicação aos pais sobre a proposta de preenchimento. A tabela deve ser preenchida diariamente por uma semana e trazida para compartilhar no encontro da semana seguinte.

No encontro para se discutir a tabela preenchida, o profissional deve validar as conquistas e validar as não conquistas, pensando junto com o adolescente o que pode ser feito para que as atinja.

Fazer um levantamento das possibilidades de ganhos que não sejam financeiros (tempo de qualidade junto com a família, jogar um jogo predileto, realizar um passeio, assistir alguma programação de TV e outros).

Discutir com o adolescente quais os sentimentos e emoções vivenciados durante a semana, na execução das tarefas e no momento da validação das conquistas. O profissional que estiver acompanhando o momento de discussão deverá conduzi-la de acordo com as respostas trazidas pelos adolescentes, levando-os a pensar e repensar posturas e valores dentro de casa.

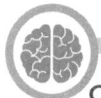

SESSÃO 6 – CONFECÇÃO DE UM JOGO

Conceitos trabalhados
Planejar, construir.

Objetivo
Desenvolver a habilidade de planejar e organizar suas ações mediante a execução de tarefas e construção de jogos.

Atividades

Criação de um jogo em grupo

Resgatar a semana preenchida na tabela de tarefas (*slide* A.6.1) e os sentimentos vividos da espera da conquista de algo individual de cada adolescente e sua família.

Antes de criar o jogo é importante planejar quais os materiais necessários para sua confecção e, para tal, utilizar a tabela a seguir (*slide* A.6.2).

Observação

Estipular tempo para elaboração, confecção e estabelecimento de regras.

Material	Com o que posso substituir	Economia de recursos naturais

SESSÃO 7 – PLANEJAMENTO E POUPANÇA

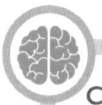

Conceitos trabalhados
Planejar e poupar.

Objetivo
Desenvolver a habilidade de planejar e poupar.

Material
Tabelas dos *slides* da Sessão 7 e jogo da sessão anterior.

Atividades

Entregar uma tabela para planejamento (treino com valor a combinar) (*slides* A.7.1 e A.7.2). O adolescente deve levar para casa a tabela e preencher de acordo com as informações solicitadas, a fim de exercitar o ato de planejar e o de poupar. Na sessão seguinte deverá ser proporcionado um momento para compartilhar as tabelas, as observações e as conclusões que puderam vivenciar.

Realizar o jogo da Sessão 6.

Sugestão para outras realidades: sessão com cesta básica (*slides* A.7.3 a A.7.7).

Dia da semana	Meta (valor guardado)	Valor poupado (meta a ser adquirida)	Saldo (sobra)
Segunda-feira			
Terça-feira			
Quarta-feira			
Quinta-feira			
Sexta-feira			
Sábado			
Domingo			

Dia da semana	Previsão de gastos	Sobra	Resultado poupar/meta
Segunda-feira			
Terça-feira			
Quarta-feira			
Quinta-feira			
Sexta-feira			
Sábado			
Domingo			
Total			

SESSÃO 8: ORÇAMENTO DOMÉSTICO

Conceitos trabalhados
Orçar, planejar.

Objetivo
Estimar o orçamento doméstico para gastar dentro dos limites financeiros, por meio do consumo consciente e das necessidades reais da família.

Material
Tabela de gastos (*slide* A.8.1).

Atividades

Retomar a discussão inicial (Sessão 1) das necessidades de consumo, verificando o que é essencial e supérfluo e sobre o planejamento das metas de curto, médio e longo prazos.

Retomar o sonho pessoal e o que é necessário para conquistá-lo. Comparar o que uma pessoa ganha, quais os seus gastos e o quanto sobra para poupar minimamente a fim de chegar ao seu sonho.

Retomar os conceitos trabalhados, como planejar os gastos e economias para poupar até a aquisição de um bem de consumo (pode ser um sanduíche, um objeto de menor valor, uma entrada de cinema, uma roupa).

Criar uma situação fictícia sobre salário ganho, gastos e planejamento. Ensinar os participantes a preencher a tabela contendo salário, gastos, economias e poupança, um exemplo prático a partir de valores fáceis de se calcular e visualizar.

"Vamos pensar juntos nesta tabela (*slide* A.8.1) e preencher conforme nossas estimativas de gastos. Vamos pensar qual o valor gasto em nossa casa e depois comparar com a tabela que você preencherá."

"Imagine que uma pessoa ganha dois mil reais por mês e possui alguns gastos fixos" [fazer levantamento com os adolescentes para ter a noção da realidade de cada um]. "Exemplos de gastos: gás, luz, água, aluguel, alimentação (mercado), vestimenta, medicamentos, gastos com escola, entretenimento (compreender que este acontece quando economizamos nas contas de casa), sonho (para este é preciso poupar)."

Tabela de gastos

Despesas/gastos	Valores	Resultado (economia)
Salário		
Poupança		
Aluguel/prestação da casa ou apartamento		
Água		
Gás		
Luz		
Escola		
Alimentação		
Vestimenta		
Telefone		
Internet		
Extras		
Entretenimento		
Total		
Poupança		

- Preencher a mesma tabela que será levada para casa, de acordo com os valores reais de cada família.
- Criar situações-problema a partir do preenchimento da tabela, que irá para casa, na sessão seguinte (orientações na Sessão 9).
- Observação: o profissional, caso queira, poderá trabalhar com a criação de situações-problema a partir da tabela fictícia feita na própria Sessão 8.

SESSÃO 9 – EVITAR O DESPERDÍCIO

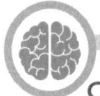

Conceitos trabalhados
Gastar.

Objetivo
Economizar nos gastos domésticos para estabelecer e realizar metas financeiras.

Material
Tabela preenchida da sessão anterior (*slide* A.8.1), tabelas a seguir (*slide* A.9.1) e contas de luz e água.

Atividades

Retomar a tabela da Sessão 8 (*slide* A.8.1), trazida de casa. Os adolescentes devem se unir em duplas, trocar as tabelas entre si e criar uma situação-problema para o colega resolver, a partir dos dados da tabela preenchida.

Discutir com os adolescentes sobre atitudes de economia que colaborem para se chegar à possibilidade de se concretizar um sonho, não só a partir da tabela trazida de casa, como também sobre as possibilidades que estão ao seu alcance. "Como economizar em casa se o produto que você viu em uma propaganda faz parte de um sonho?"; "Será que podemos economizar na luz e na água que gastamos em casa?"

"Utilizando uma conta de água ou luz, pontue os gastos e reflita como poderia contribuir para diminuir o valor."

"Liste e registre, em casa, os desperdícios que você tem com água e luz e as possíveis economias a serem feitas, utilizando as tabelas a seguir."

Realizar o jogo da Sessão 6.

Desperdício de água	Como economizar água

Desperdício de luz	Como economizar luz

SESSÃO 10 – CONHECER TIPOS DE INVESTIMENTOS

Conceitos trabalhados
Investir (fazer o dinheiro se movimentar a seu favor).

Objetivo
Adquirir conceitos básicos de investimento financeiro.

Material
Tabela com a movimentação de uma caderneta de poupança e certificado de depósito bancário (CDB); jogo "Life & Money".

Atividades

Retomar as tabelas preenchidas sobre economia de água e luz da sessão anterior e discutir com os adolescentes qual seria a relação entre economia e investimento.

Trabalhar com os conceitos de lucro, prazo e risco utilizados para um investimento.

Discutir os conceitos e a utilidade da caderneta de poupança e do certificado de depósito bancário (CDB) exemplificados na tabela a seguir (*slide* A.10.1).

Jogar o jogo "Life & Money".

Investimento de 1.000 reais

Tempo do investimento	Conta-corrente	Poupança	CDB
Após 5 dias	R$ 1.000,00	R$ 1.000,00	R$ 1.000,16
Após 15 dias	R$ 1.000,00	R$ 1.000,00	R$ 1.001,05
Após 1 mês	R$ 1.000,00	R$ 1.003,71	R$ 1.004,40
Após 2 meses	R$ 1.000,00	R$ 1.007,44	R$ 1.008,63
Após 3 meses	R$ 1.000,00	R$ 1.011,19	R$ 1.012,70

Poupança: é um tipo de conta bancária em que é possível reservar dinheiro e receber uma rentabilidade. Certificado de depósito bancário (CDB): título emitido por bancos com o objetivo de captar dinheiro e que tem rentabilidade.

SESSÃO 11 – SALÁRIO E GASTOS

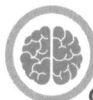

Conceitos trabalhados
Poupar.

Objetivo
Ser capaz de aplicar e utilizar o dinheiro pelo jogo "Life & Money".

Material
Jogo adaptado.

Atividades

Cada participante recebe um valor em dinheiro lúdico (*slide* A.11.1) e, a partir desse valor, irá poupar, gastar e investir durante o jogo, a fim de trabalhar os conceitos de educação financeira vistos até o momento.

SESSÃO 12 – MANTER UMA BOA RELAÇÃO COM O DINHEIRO

Atividades

Realização das atividades opção 1 dos *slides* A.12.2 ao A.12.6 e opção 2 dos *slides* A.12.7 ao A.12.11. Solicitar aos participantes que observem algum tipo de publicidade sobre um produto que costumam usar. Discutir com o grupo sobre seus achados e questionar o papel da publicidade sobre o poder de decisão do consumidor.

Ideias possíveis para se trabalhar:

- As empresas talvez não se preocupem com os nossos gastos, pois realizam propostas para que as propagandas criadas nos convençam a comprar determinado produto, mesmo que não estejamos precisando.
- Por que sempre queremos comprar produtos e marcas mostrados em propagandas?
- O que as propagandas fazem com nossos desejos e decisões?
- Qual deve ser a nossa atitude diante de um produto que é muito caro? Devemos comprar à prestação?
- O que são juros colocados nas compras a prazo?

- O que é mais vantajoso, comprar a prazo ou à vista?
- Como economizar em casa se aquele produto fizer parte de um sonho que queremos?

É possível trabalhar com o nome da indústria que produziu os produtos, quais os materiais utilizados em sua fabricação, se é empresa inclusiva e sustentável, se tem responsabilidade social.

Antes de preencher a tabela (*slide* A.12.1), realizar uma dramatização entre um consumidor e um vendedor que se utilizará de diferentes recursos para vender o seu produto. Qual a postura do consumidor? Quais estratégias o vendedor utiliza para vender e por quê?

O vendedor deverá mostrar um cartaz com o preço de determinado produto enfatizando algumas técnicas de vendas, como: tamanho das letras, valor do produto em unidades menores, frases com apelo emocional e destaque de preços que terminam por 0,99.

O consumidor tentará pechinchar ou pedir um desconto.

Retomar com o grupo, após a teatralização, as características de uma pessoa consumista.

Produto e marca	Troca possível

O objetivo da tabela é levar a pensar no gasto consciente, ensinar a fazer pesquisa de preços associada ao consumo adequado e realizar trocas por outros produtos. Por exemplo: o tênis da marca "X" pode ser um sonho, enquanto isso se escolhe um tênis mais barato para poupar dinheiro.

ÍNDICE REMISSIVO

SLIDES DO TREINO DE MATEMÁTICA PARA CRIANÇAS

TREINO DE HABILIDADES MATEMÁTICAS PARA CRIANÇAS E ADOLESCENTES | **CRIANÇAS SESSÃO 1** | **manole**

| AZUL | AMARELO | VERMELHO |

SLIDE C.1.1

TREINO DE HABILIDADES MATEMÁTICAS PARA CRIANÇAS E ADOLESCENTES | **CRIANÇAS SESSÃO 2** | **manole**

| AZUL | AMARELO | VERMELHO |

SLIDE C.2.1

TREINO DE HABILIDADES MATEMÁTICAS PARA CRIANÇAS E ADOLESCENTES | **CRIANÇAS — SESSÃO 3** | **manole**

CENTENA	DEZENA	UNIDADE

© Todos os direitos reservados   SLIDE C.3.1

TREINO DE HABILIDADES MATEMÁTICAS PARA CRIANÇAS E ADOLESCENTES | **CRIANÇAS — SESSÃO 3** | **manole**

Exemplo: representação do valor 258

CENTENA	DEZENA	UNIDADE
2 palitos azuis = 100 + 100 = 200 **OU** 2 centenas	5 palitos amarelos = 10 + 10 + 10 + 10 + 10 = 50 **OU** 5 dezenas	8 palitos vermelhos = I + I + I + I + I + I + I + I = 8 unidades

© Todos os direitos reservados   SLIDE C.3.2

TREINO DE HABILIDADES
MATEMÁTICAS PARA CRIANÇAS
E ADOLESCENTES

CRIANÇAS
SESSÃO 4

manole

JOGO "SOMAR OU SUBTRAIR"

$10 + 10 =$	$5 + 5 =$	$15 + 15 =$	$20 + 20 =$	$80 + 20 =$
$100 - 90 =$	$100 - 10 =$	$50 + 50 =$	$10 + 90 =$	$30 + 70 =$
$60 + 40 =$	$100 - 20 =$	$100 - 70 =$	$100 - 40 =$	$100 - 80 =$
$100 - 30 =$	$100 - 60 =$	$70 + 21 =$	$32 + 50 =$	$43 + 43 =$

SLIDE C.4.1

TREINO DE HABILIDADES
MATEMÁTICAS PARA CRIANÇAS
E ADOLESCENTES

CRIANÇAS
SESSÃO 4

manole

$90 - 15 =$	$80 - 16 =$	$74 - 22 =$	$55 - 14 =$	$45 + 33 =$
$100 + 100 =$	$67 + 22 =$	$55 + 28 =$	$29 + 26 =$	$44 + 49$
$50 - 40 =$	$88 - 13 =$	$99 - 78 =$	$95 - 14 =$	$98 - 18 =$
$67 - 13 =$				

SLIDE C.4.2

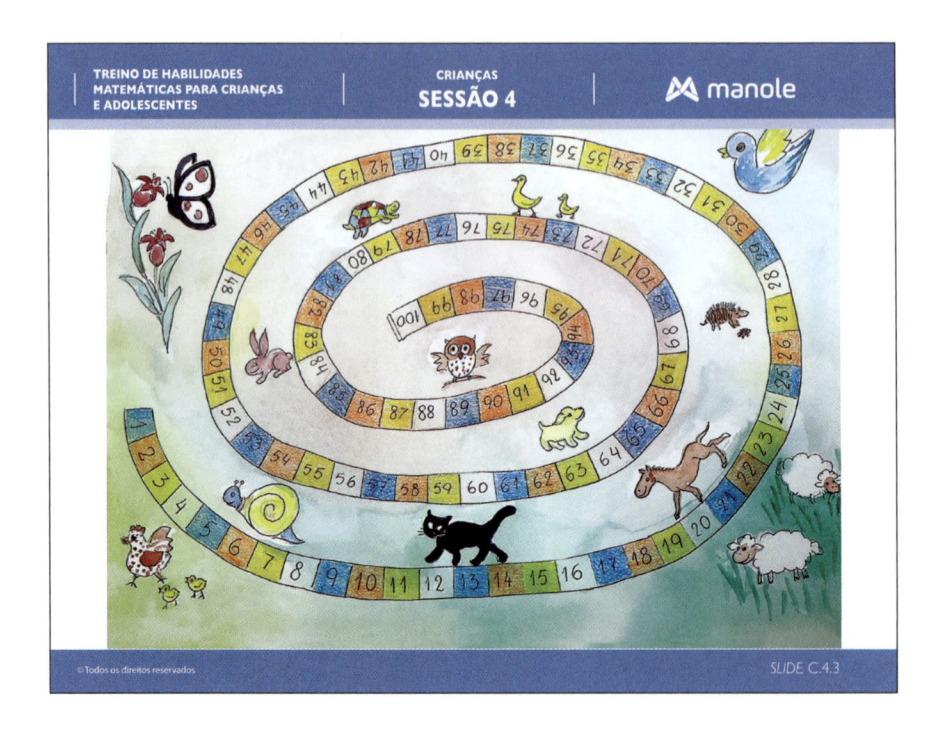

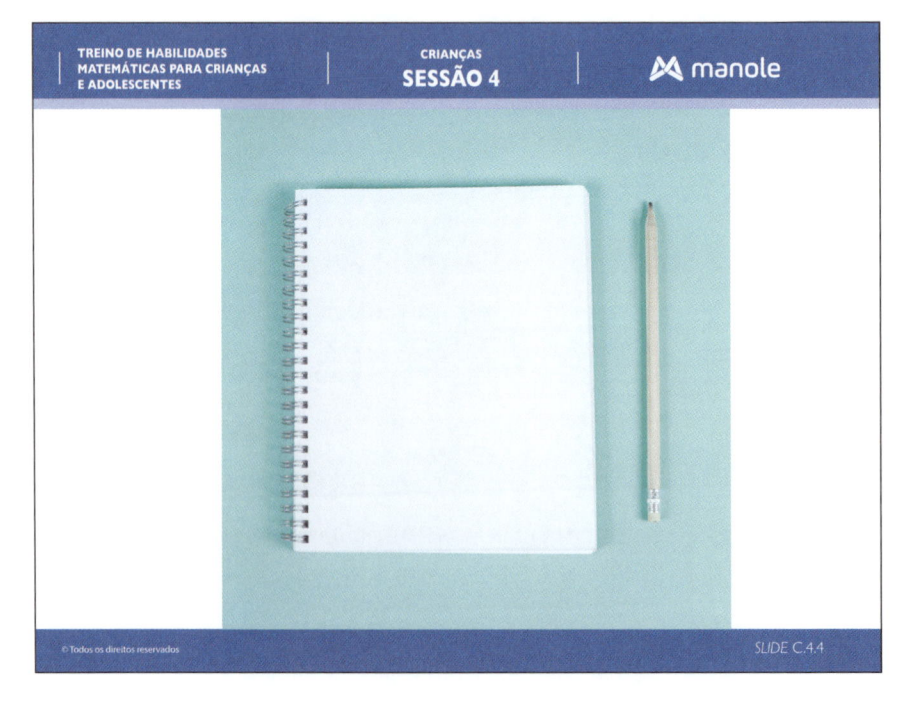

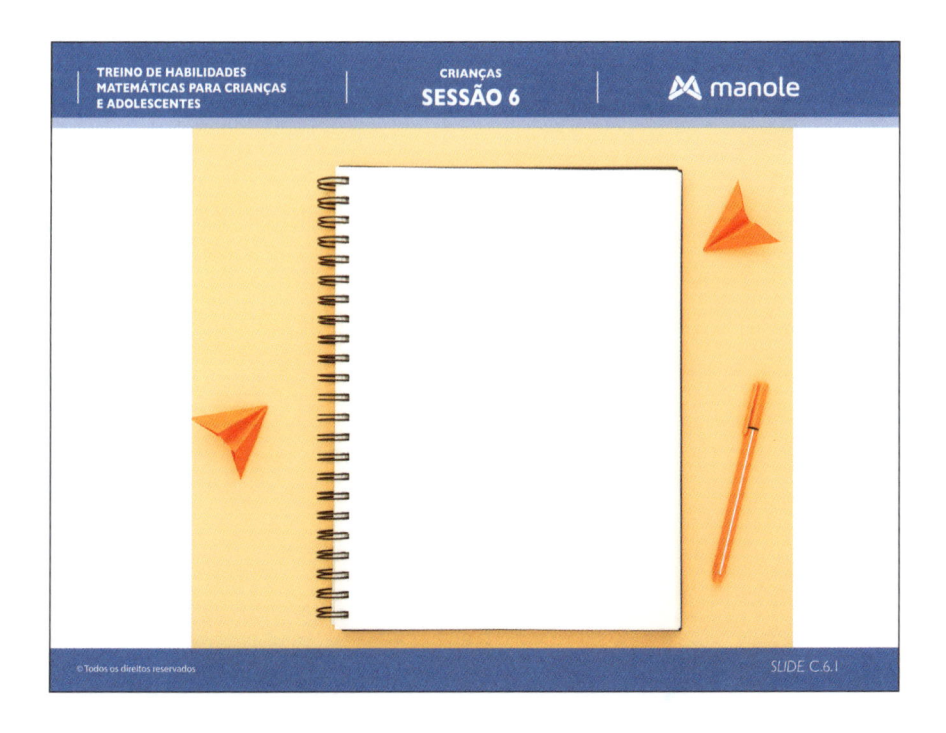

DOMINÓ DAS OPERAÇÕES

450 – 400	41 + 31	150 + 50	550 – 350
90 – 80	70 – 60	125 + 75	30 + 15
15 – 5	250 – 50	182 + 18	20 – 2

7 + 3	75 – 30	210 – 10	60 + 12
8 + 2	19 – 1	85 – 40	40 + 5
9 + 1	100 – 28	90 – 45	12 + 6
28 + 44	200 – 128	9 + 9	78 – 60

SLIDE C.6.3

120 – 102	112 – 40	15 + 30	228 – 156
90 + 10	130 – 30	150 – 50	50 + 22
80 + 20	25 + 25	20 + 30	15 + 35
70 + 30	5 + 5	100 – 50	200 – 190

SLIDE C.6.4

TREINO DE HABILIDADES
MATEMÁTICAS PARA CRIANÇAS
E ADOLESCENTES

CRIANÇAS
SESSÃO 6

M manole

60 + 40	100 + 100	18 + 32	500 – 300
200 – 100	100 – 55	75 – 25	20 + 25
300 – 200	10 + 8	200 – 150	11 + 7

SLIDE C.6.5

TREINO DE HABILIDADES
MATEMÁTICAS PARA CRIANÇAS
E ADOLESCENTES

CRIANÇAS
SESSÃO 7

M manole

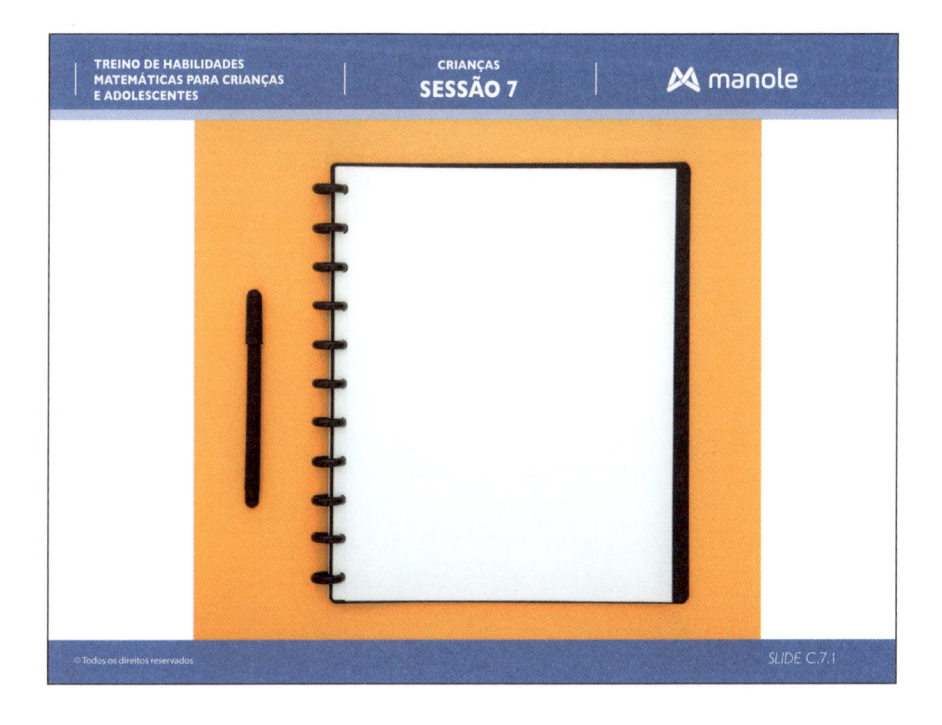

SLIDE C.7.1

TREINO DE HABILIDADES
MATEMÁTICAS PARA CRIANÇAS
E ADOLESCENTES

CRIANÇAS
SESSÃO 8

ᴍ manole

TABELA DAS MULTIPLICAÇÕES

1	2	3	4	5	6	7	8	9	10
1 x 1 = 1	2 x 1 = 2	3 x 1 = 3	4 x 1 = 4	5 x 1 = 5	6 x 1 = 6	7 x 1 = 7	8 x 1 = 8	9 x 1 = 9	10 x 1 = 10
1 x 2 = 2	2 x 2 = 4	3 x 2 = 6	4 x 2 = 8	5 x 2 = 10	6 x 2 = 12	7 x 2 = 14	8 x 2 = 16	9 x 2 = 18	10 x 2 = 20
1 x 3 = 3	2 x 3 = 6	3 x 3 = 9	4 x 3 = 12	5 x 3 = 15	6 x 3 = 18	7 x 3 = 21	8 x 3 = 24	9 x 3 = 27	10 x 3 = 30
1 x 4 = 4	2 x 4 = 8	3 x 4 = 12	4 x 4 = 16	5 x 4 = 20	6 x 4 = 24	7 x 4 = 28	8 x 4 = 32	9 x 4 = 36	10 x 4 = 40
1 x 5 = 5	2 x 5 = 10	3 x 5 = 15	4 x 5 = 20	5 x 5 = 25	6 x 5 = 30	7 x 5 = 35	8 x 5 = 40	9 x 5 = 45	10 x 5= 50
1 x 6 = 6	2 x 6 = 12	3 x 6 = 18	4 x 6 = 24	5 x 6 = 30	6 x 6 = 36	7 x 6 = 42	8 x 6 = 48	9 x 6 = 54	10 x 6 = 60
1 x 7 = 7	2 x 7 = 14	3 x 7 = 21	4 x 7 = 28	5 x 7 = 35	6 x 7 = 42	7 x 7 = 49	8 x 7 = 56	9 x 7 = 63	10 x 7 = 70
1 x 8 = 8	2 x 8 = 16	3 x 8 = 24	4 x 8 = 32	5 x 8 = 40	6 x 8 = 48	7 x 8 = 56	8 x 8 = 64	9 x 8 = 72	10 x 8 = 80
1 x 9 = 9	2 x 9 = 18	3 x 9 = 27	4 x 9 = 36	5 x 9 = 45	6 x 9 = 54	7 x 9 = 63	8 x 9 = 72	9 x 9 = 81	10 x 9 = 90
1 x 10 = 10	2 x 10 = 20	3 x 10 = 30	4 x 10 = 40	5 x 10 = 50	6 x 10 = 60	7 x 10 = 70	8 x 10 = 80	9 x 10 = 90	10 x 10 = 100

TREINO DE HABILIDADES
MATEMÁTICAS PARA CRIANÇAS
E ADOLESCENTES

CRIANÇAS
SESSÃO 9

ᴍ manole

TÁBUA DE PITÁGORAS

X	1	2	3	4	5	6	7	8	9	10
1	1	2								
2	2	4	6							
3	3	6	9	12						
4	4	8	12	16	20					
5					25					
6			18			36				
7							49			
8				32				64		
9					45				81	
10		20								100

TREINO DE HABILIDADES
MATEMÁTICAS PARA CRIANÇAS
E ADOLESCENTES

CRIANÇAS
SESSÃO 9

▲▲ manole

X	1	2	3	4	5	6	7	8	9	10
1	1	2	3	4	5	6	7	8	9	10
2	2	4	6	8	10	12	14	16	18	20
3	3	6	9	12	15	18	21	24	27	30
4	4	8	12	16	20	24	28	32	36	40
5	5	10	15	20	25	30	35	40	45	50
6	6	12	18	24	30	36	42	48	54	60
7	7	14	21	28	35	42	49	56	63	70
8	8	16	24	32	40	48	56	64	72	80
9	9	18	27	36	45	54	63	72	81	90
10	10	20	30	40	50	60	70	80	90	100

SLIDE C.9.2

TREINO DE HABILIDADES
MATEMÁTICAS PARA CRIANÇAS
E ADOLESCENTES

CRIANÇAS
SESSÃO 10

▲▲ manole

BINGO DAS OPERAÇÕES

- Cada participante recebe uma cartela.
- Um participante fala os resultados que se encontram nos *slides* C.10.4 a C.10.6.
- Vence o participante que completar corretamente metade da cartela.

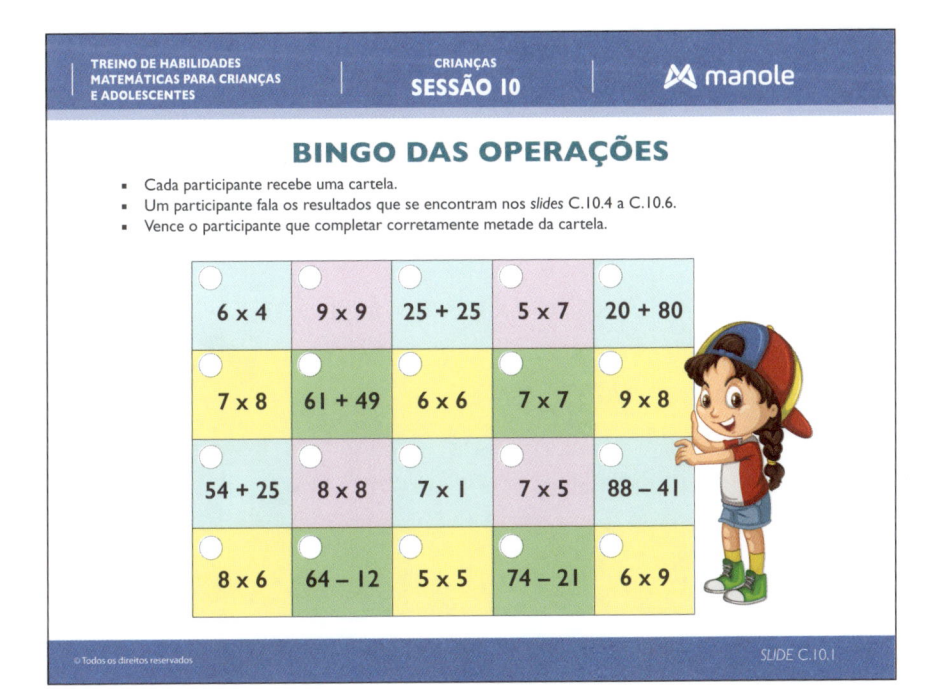

6 x 4	9 x 9	25 + 25	5 x 7	20 + 80
7 x 8	61 + 49	6 x 6	7 x 7	9 x 8
54 + 25	8 x 8	7 x 1	7 x 5	88 – 41
8 x 6	64 – 12	5 x 5	74 – 21	6 x 9

SLIDE C.10.1

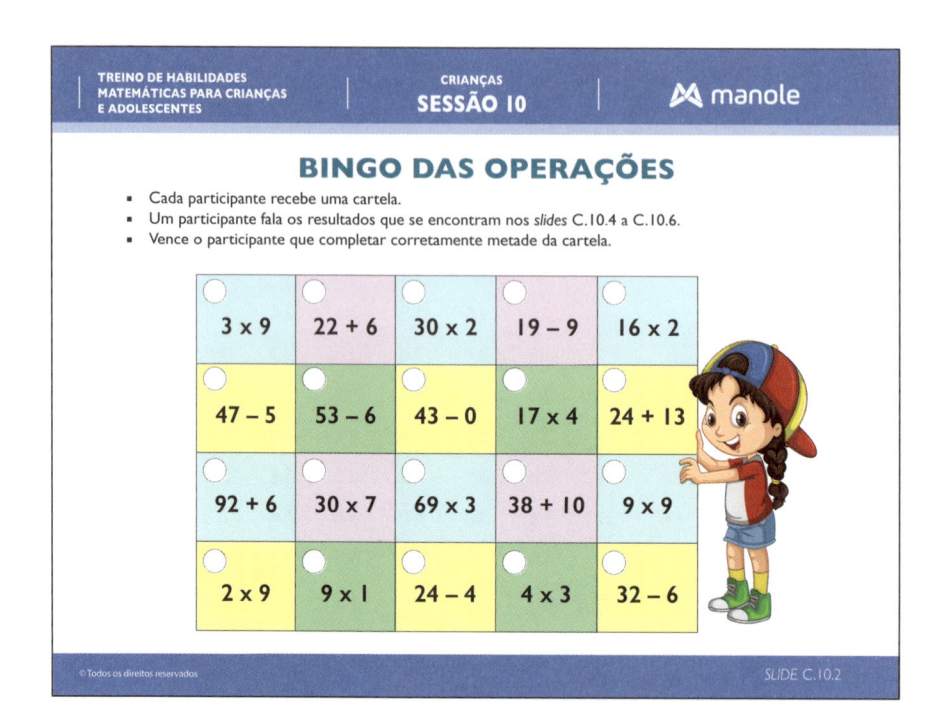

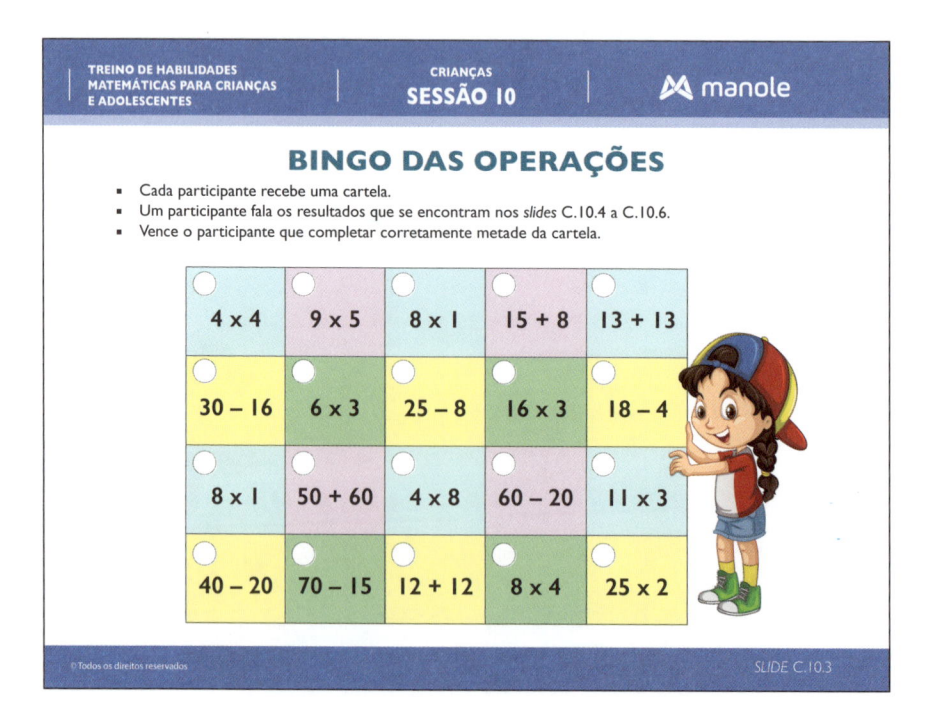

TREINO DE HABILIDADES
MATEMÁTICAS PARA CRIANÇAS
E ADOLESCENTES

CRIANÇAS
SESSÃO 10

manole

24	81	50	35	100
56	110	36	49	72
79	64	7	35	47
48	52	25	53	54

SLIDE C.10.4

TREINO DE HABILIDADES
MATEMÁTICAS PARA CRIANÇAS
E ADOLESCENTES

CRIANÇAS
SESSÃO 10

manole

27	28	60	10	32
42	47	43	68	37
98	210	207	48	81
18	9	20	12	26

SLIDE C.10.5

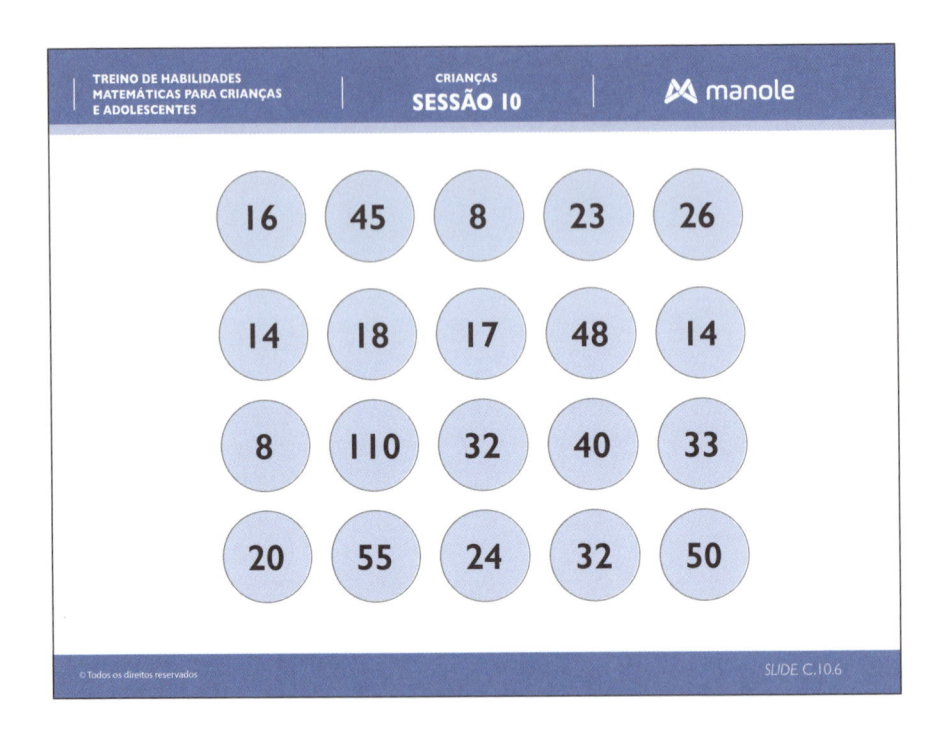

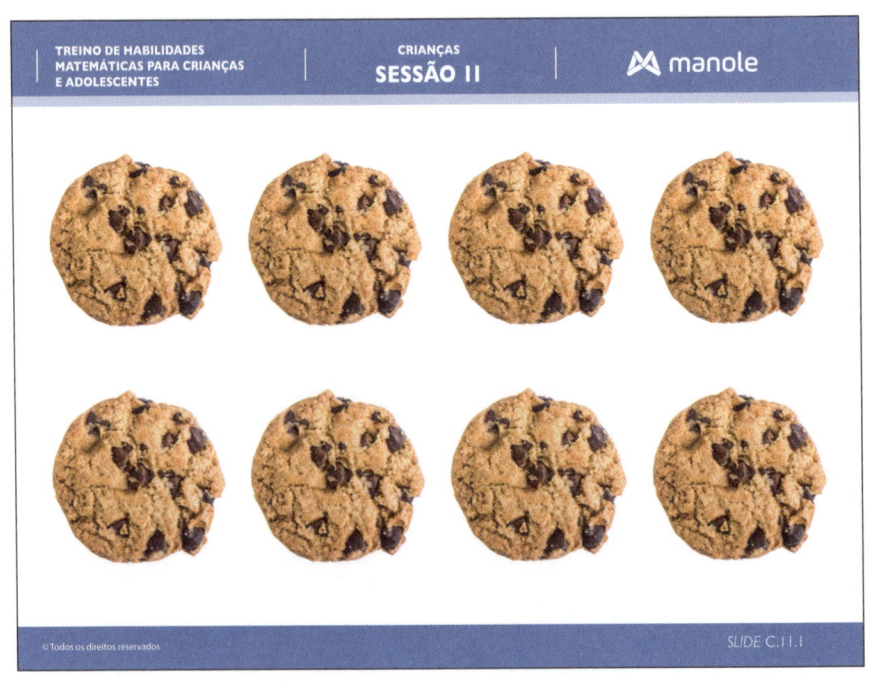

SLIDES DO TREINO DE MATEMÁTICA PARA ADOLESCENTES

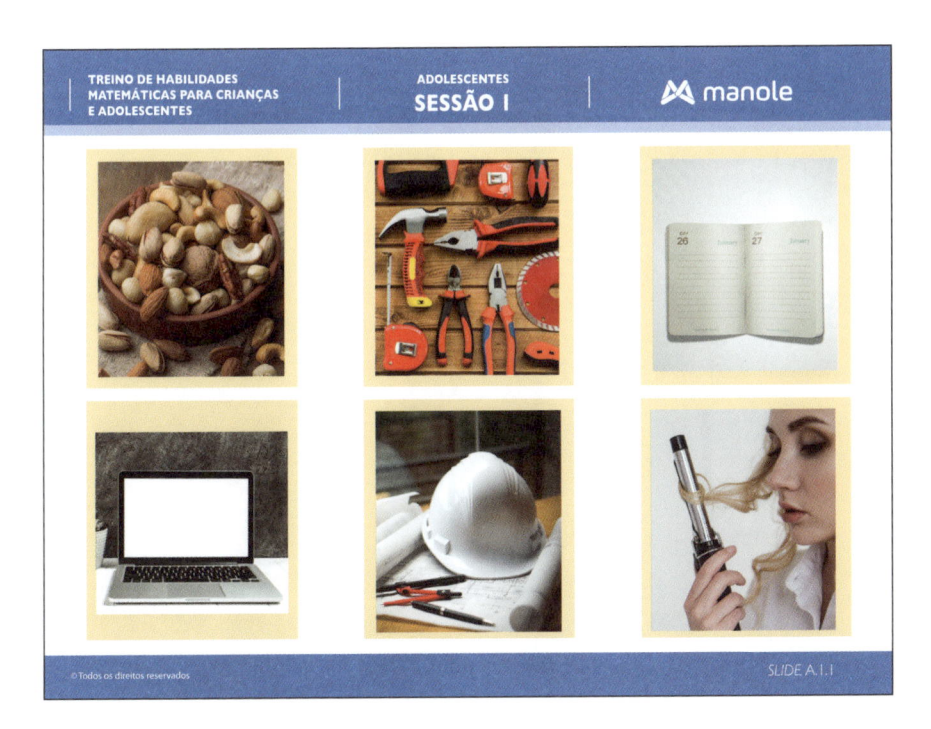

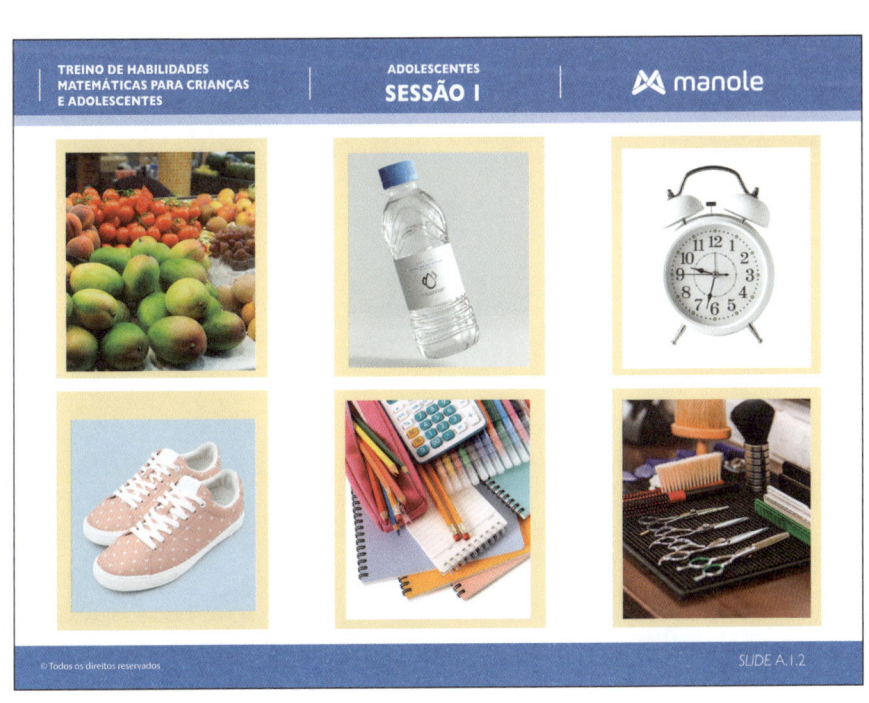

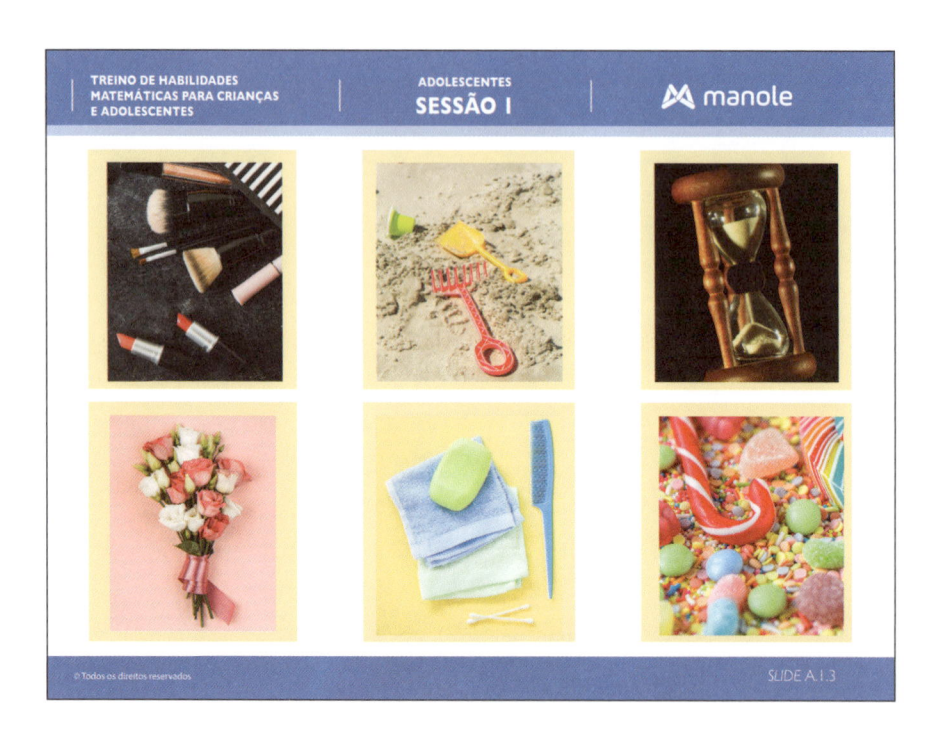

SLIDE A.1.3

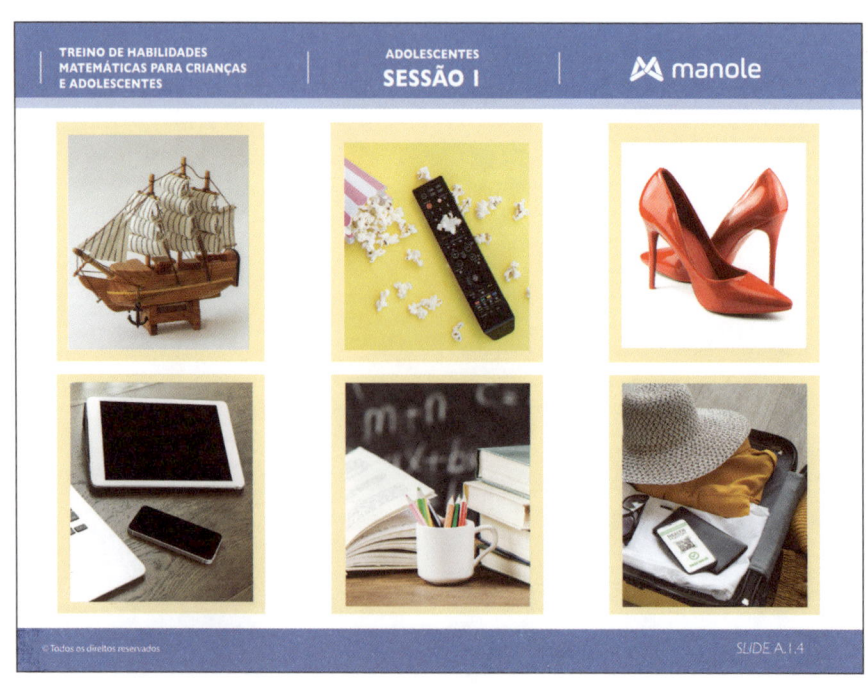

SLIDE A.1.4

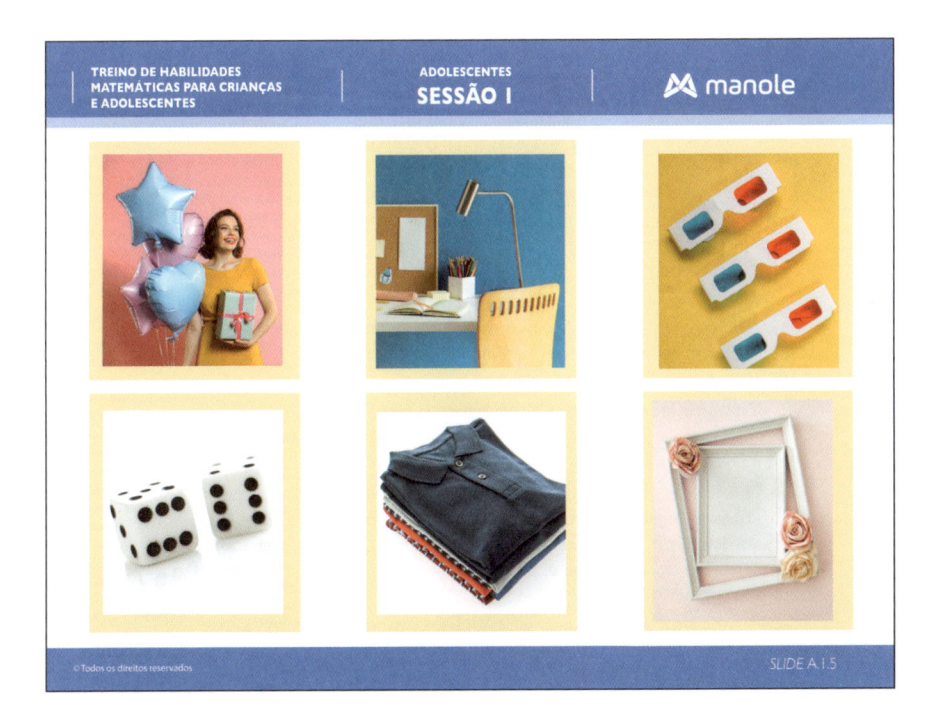

História do dinheiro

Você já trocou algum objeto com alguém conhecido? A prática de troca é quase tão antiga quanto a própria história do homem, pois, desde que começou a viver em sociedade, o homem começou a fazer trocas para satisfazer as suas necessidades.

A troca de produtos e objetos é o que chamamos de comércio. Em nossa sociedade, trocamos produtos e mercadorias por dinheiro. Nessas trocas, as mercadorias têm preços.

No comércio de tempos bem antigos podiam ser utilizadas diferentes peças ou objetos para as trocas, desde que as pessoas que estavam trocando lhes atribuíssem valor. Podiam ser usadas conchas, pedras, peles de animais, sal, metais (couro, cobre e prata) etc. Os índios brasileiros não conheciam o dinheiro, por isso trocavam cocares por objetos portugueses.

Na Roma antiga, por exemplo, os soldados recebiam "*salarium*", isto é, sal como pagamento por seus serviços. A palavra salário nasceu daí.

(continua)

(continuação) •

O dinheiro surgiu para tornar o comércio mais fácil. Vários materiais já foram usados para fazer o dinheiro, que também já teve várias formas. O primeiro dinheiro criado pelo homem foi a moeda, que começou a ser feita em ouro e prata.

O valor de cada moeda correspondia ao valor do metal utilizado na sua cunhagem. Atualmente, as moedas são feitas de metais como cobre, níquel, bronze, latão e aço. Geralmente têm forma circular e apresentam desenhos, letras e números gravados.

Como as moedas eram pesadas, para facilitar as transações com grandes quantias de dinheiro foi criado o papel-moeda, isto é, cédulas ou notas de dinheiro.

O primeiro dinheiro feito em papel apareceu na China. As pessoas deixavam as moedas de ferro, muito pesadas, com os comerciantes e usavam como dinheiro os recibos de papel que eles entregavam. Hoje em dia, o dinheiro tem forma de papel (cédulas e cheques), plástico (cartões de crédito) e metal (moeda).

(continua)

SLIDE A.2.2

(continuação)

Com o passar do tempo, surgiram os bancos, estabelecimentos que guardam, emprestam e administram o dinheiro das pessoas. Os bancos se desenvolveram muito e continuam fazendo comércio com o dinheiro: guardam e emprestam o dinheiro, recebem pagamento de contas, fazem cobranças de dívidas, financiam construções e moradias. Os bancos também emitem talões de cheques e cartões magnéticos para que seus clientes não precisem carregar consigo muito dinheiro.

Em cada país, uma instituição pública é a responsável pela emissão de cédulas e moedas do seu dinheiro. No Brasil, essa instituição é o Banco Central do Brasil. Nossas moedas e cédulas são fabricadas na Casa da Moeda do Brasil, que fica no Rio de Janeiro. Em 1961, a Casa da Moeda lançou a primeira cédula inteiramente fabricada no Brasil. No valor de R$ 5,00, a cédula homenageava o índio e ficou conhecida como a "Nota do Índio".

SLIDE A.2.3

ESCAMBO

O escambo foi uma forma mais primitiva de troca de mercadorias. Nessa época, ainda não havia moedas na nossa civilização, a forma de comercializar era a troca de produtos. Por exemplo, se uma pessoa possuía uma grande quantidade de grãos, além do consumo próprio, tinha a possibilidade de trocar por outro produto do seu interesse. A principal dificuldade dessa época era a falta de uma medida de valor entre os produtos.

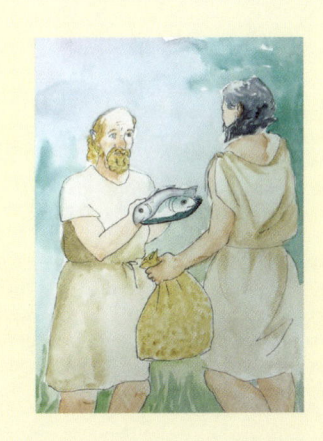

SLIDE A.2.4

MOEDA-MERCADORIA

Os produtos mais procurados tornaram-se rapidamente moeda-mercadoria, assim passaram a ser referência de preço. Com isso, passou-se a ter a primeira medida de valor para o comércio. Por ser vantajoso tanto na locomoção própria como na reprodução, o gado tornou-se a moeda mais utilizada pelos negociadores. Outra moeda-mercadoria muito usada na época era o sal, pois era muito difícil obtê-lo e por ser muito usado na conservação dos alimentos. No Brasil, os produtos mais comercializados eram o pau-brasil, o açúcar e o cacau.

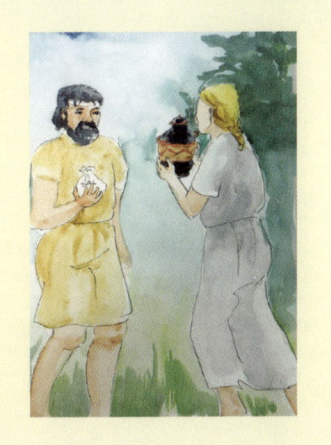

SLIDE A.2.5

TREINO DE HABILIDADES
MATEMÁTICAS PARA CRIANÇAS
E ADOLESCENTES

ADOLESCENTES
SESSÃO 2

M manole

METAL

O valor seguinte foi o metal. Usado por todos para a fabricação de utensílios domésticos e armas. Suas vantagens eram a facilidade para transportar e a capacidade de fracionar os valores e quantidades. A princípio era comercializado em estado bruto, depois foi fundido em barras. Como havia desconfiança no peso e no grau de pureza do metal, criou-se uma maneira de marcar o valor na própria barra, indicando o responsável pela emissão, o que permitiu agilizar as negociações.

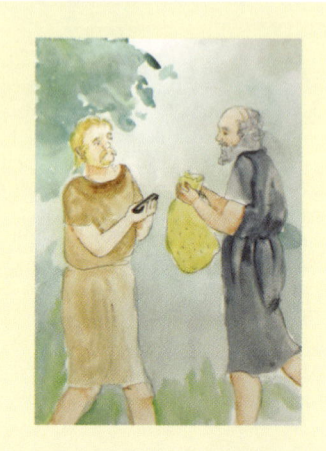

TREINO DE HABILIDADES
MATEMÁTICAS PARA CRIANÇAS
E ADOLESCENTES

ADOLESCENTES
SESSÃO 2

M manole

PRIMEIRAS MOEDAS

No século VII a. C., surgiram as primeiras moedas parecidas com as que usamos atualmente. Eram pequenas peças de metal com peso e valores definidos com a descrição oficial de quem era o emissor. Como eram cunhadas manualmente, não tinham um padrão de tamanho e forma. O primeiro personagem estampado na moeda foi Alexandre, o Grande, da Macedônia. A maioria das moedas era fabricada com metais como ouro e prata.

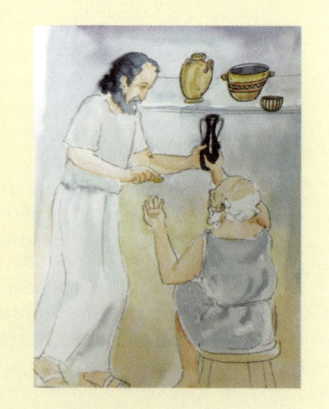

CÉDULAS

Na Idade Média, muitas pessoas deixavam suas moedas nas mãos de ourives, que em troca entregavam um papel como garantia. Com o tempo esses papéis passaram a ser usados como forma de efetuar pagamentos e começaram a circular pela sociedade, dando origem às primeiras cédulas. No Brasil, os primeiros "bilhetes de banco" foram lançados no Banco do Brasil, em 1810. Com o controle do governo pela emissão das cédulas, originou-se o aparecimento das notas oficiais.

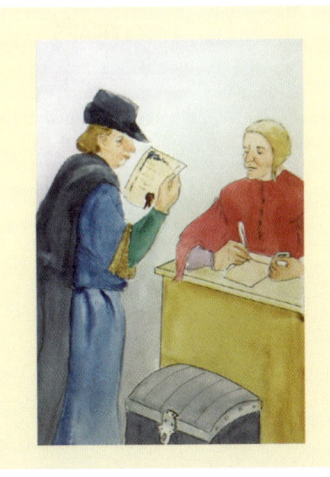

SLIDE A.2.8

CHEQUES

Para prover a necessidade de efetuar transações mais volumosas em dinheiro, foi criada uma forma de pagamento que determinaria o valor por escrito em um papel e definiria quem seria a pessoa beneficiada. Os cheques são folhas de papel sem valor. A maior vantagem dessa forma de pagamento é agilizar a transação de grandes somas de dinheiro e diminuir a necessidade de troco.

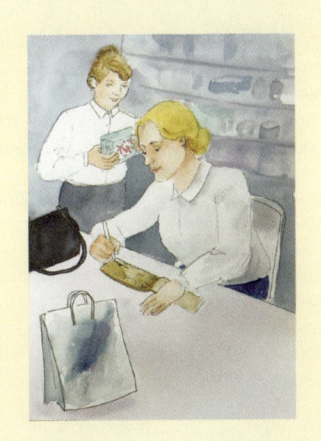

SLIDE A.2.9

TREINO DE HABILIDADES
MATEMÁTICAS PARA CRIANÇAS
E ADOLESCENTES

ADOLESCENTES
SESSÃO 2

manole

CARTÕES

No ano de 1949, Frank MacNamara estava com executivos financeiros em um restaurante na cidade de Nova York e percebeu que tinha esquecido seu dinheiro e seu talão de cheques para pagar a conta. Então, teve a ideia de criar um cartão que contivesse o nome do dono, e que após um tempo, o dono do cartão pudesse pagar a conta.

No início de 1970, o First National City Bank lançou um cartão no Brasil. A década de 1980 marca a representação no Brasil da American Express e o lançamento do cartão de débito pelo Bradesco.

O cartão de débito funciona como um meio de pagamento ligado diretamente com sua conta bancária e, às vezes, pode ser utilizado como cartão de crédito. O cartão de crédito foi criado para facilitar as compras e reduzir a quantidade de dinheiro "vivo" em circulação.

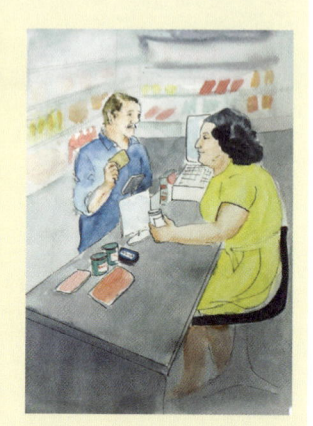

TREINO DE HABILIDADES
MATEMÁTICAS PARA CRIANÇAS
E ADOLESCENTES

ADOLESCENTES
SESSÃO 2

manole

Moedas de diversos países

África do Sul – Rand	Cuba – Peso cubano	Iraque – Dinar
Alemanha – Euro	Dinamarca – Coroa dinamarquesa	Israel – Shekel novo
Arábia Saudita – Rial	Egito – Libra egípcia	Itália – Euro
Argentina – Peso argentino	Equador – Dólar americano	Japão – Iene
Austrália – Dólar australiano	Espanha – Euro	México – Novo peso mexicano
Áustria – Euro	Estados Unidos – Dólar	Paraguai – Guarani
Bélgica – Euro	França – Euro	Peru – Novo Sol
Bolívia – Boliviano	Grã-Bretanha – Libra esterlina	Polônia – Zloti
Canadá – Dólar canadense	Grécia – Euro	Portugal – Euro
Chile – Peso chileno	Holanda – Euro	Rússia – Rublo
China – Iuan reumimbi	Hungria – Forint	Suíça – Franco suíço
Colômbia – Peso colombiano	Índia – Rupia	Uruguai – Novo peso uruguaio
Coreia do Sul – Won sul-coreano	Irã – Rial iraniano	Venezuela – Bolívar

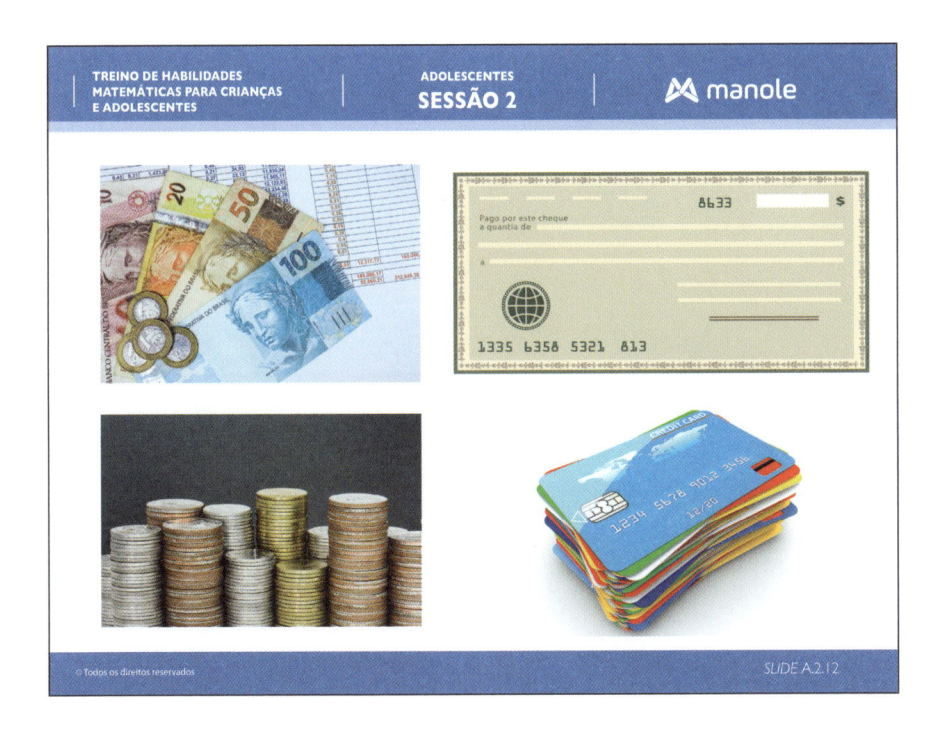

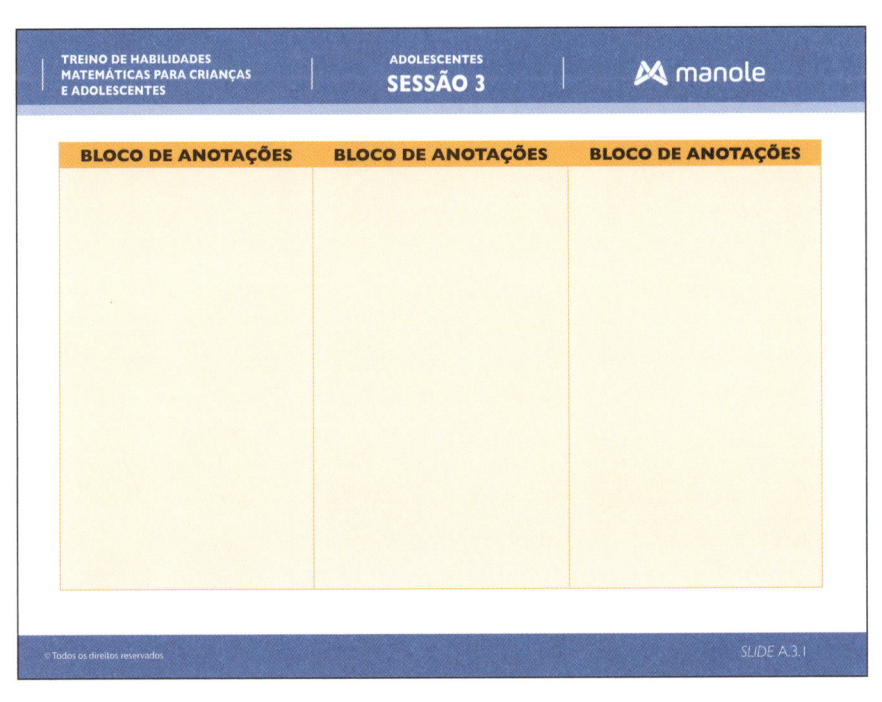

TREINO DE HABILIDADES
MATEMÁTICAS PARA CRIANÇAS
E ADOLESCENTES

ADOLESCENTES
SESSÃO 3

M manole

CARDÁPIO		CARDÁPIO	

SLIDE A.3.2

TREINO DE HABILIDADES
MATEMÁTICAS PARA CRIANÇAS
E ADOLESCENTES

ADOLESCENTES
SESSÃO 3

M manole

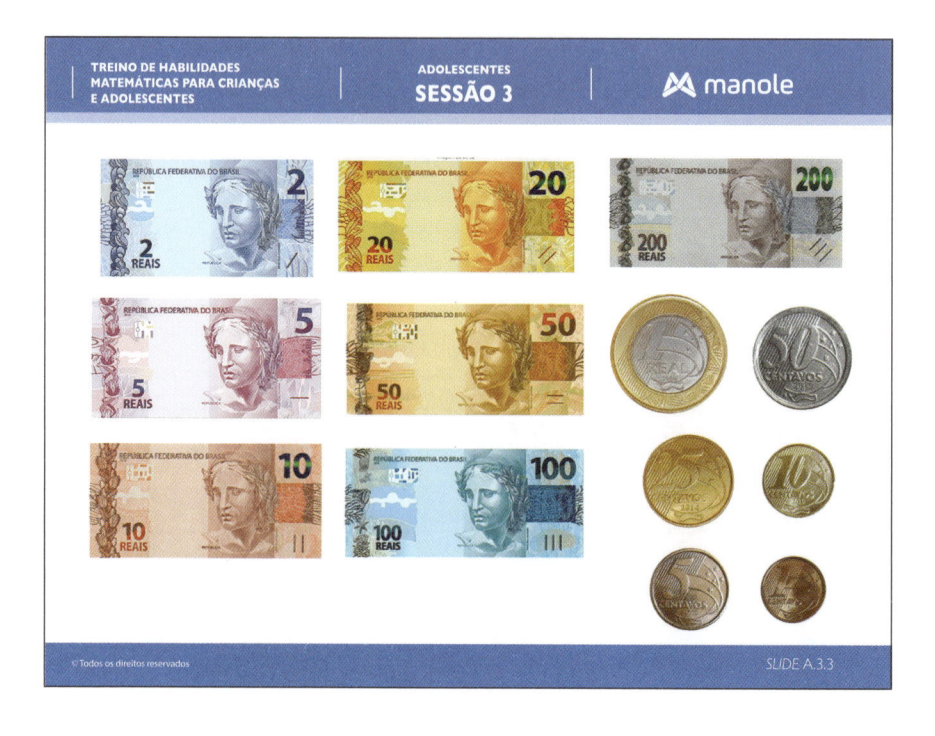

SLIDE A.3.3

CCMP	Banco	Agência	C	Conta	C2	Série	Cheque n.	C3	R$

Pague por este
cheque a quantia de

a
Banco

_____ , _____ de _____

CPF

CCMP	Banco	Agência	C	Conta	C2	Série	Cheque n.	C3	R$

Pague por este
cheque a quantia de

a
Banco

_____ , _____ de _____

CPF

CCMP	Banco	Agência	C	Conta	C2	Série	Cheque n.	C3	R$

Pague por este
cheque a quantia de

a
Banco

_____ , _____ de _____

CPF

BANCO

CC: 1254325-0   Ag: 565

555

SLIDE A.3.4

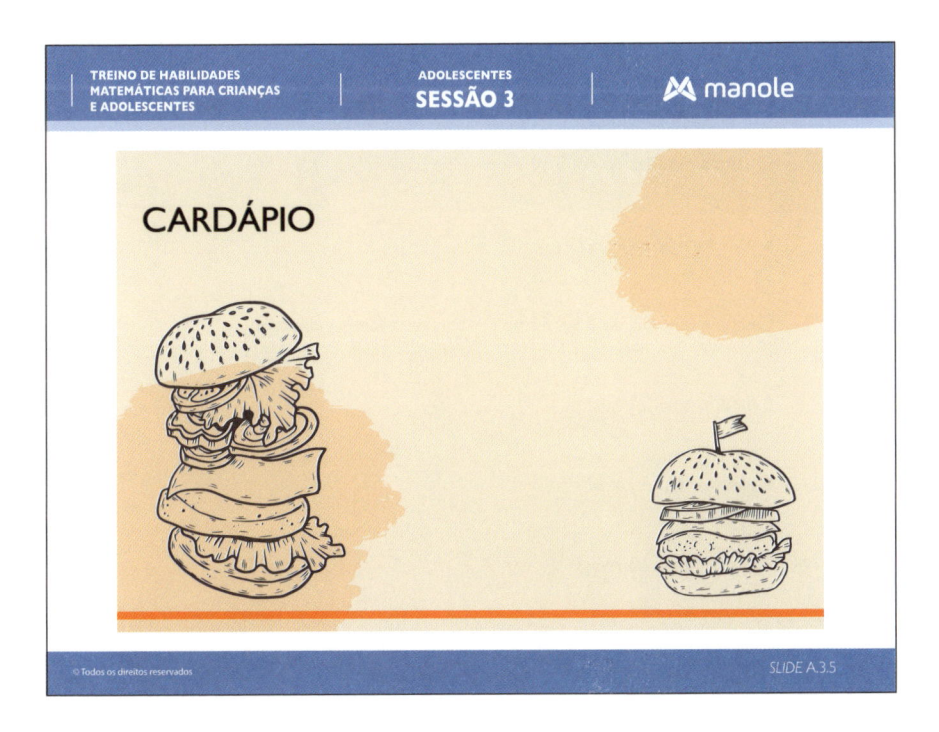

CARDÁPIO

SLIDE A.3.5

EXERCÍCIOS – OPÇÃO I

1. De quantas moedas de R$ 0,05 precisamos para formar R$ 0,10?

   E para formar R$ 0,25?

   E para formar R$ 0,50?

   E um real?

2. Quantas moedas de R$ 0,10 eu preciso para formar R$ 0,50?

   E para formar um real?

3. Quantas moedas de R$ 0,50 eu preciso para formar um real?

   E para formar 2 reais?

   E para formar 5 reais?

   E para formar 10 reais?

TREINO DE HABILIDADES
MATEMÁTICAS PARA CRIANÇAS
E ADOLESCENTES

ADOLESCENTES
SESSÃO 4

ᴍ manole

4.   Duzentas moedas de R$ 0,10 formam quantos reais?

5.   Registre a relação que há entre os valores a seguir, ou seja, explique
      por que aparecem os resultados dentro dos círculos e dos retângulos:

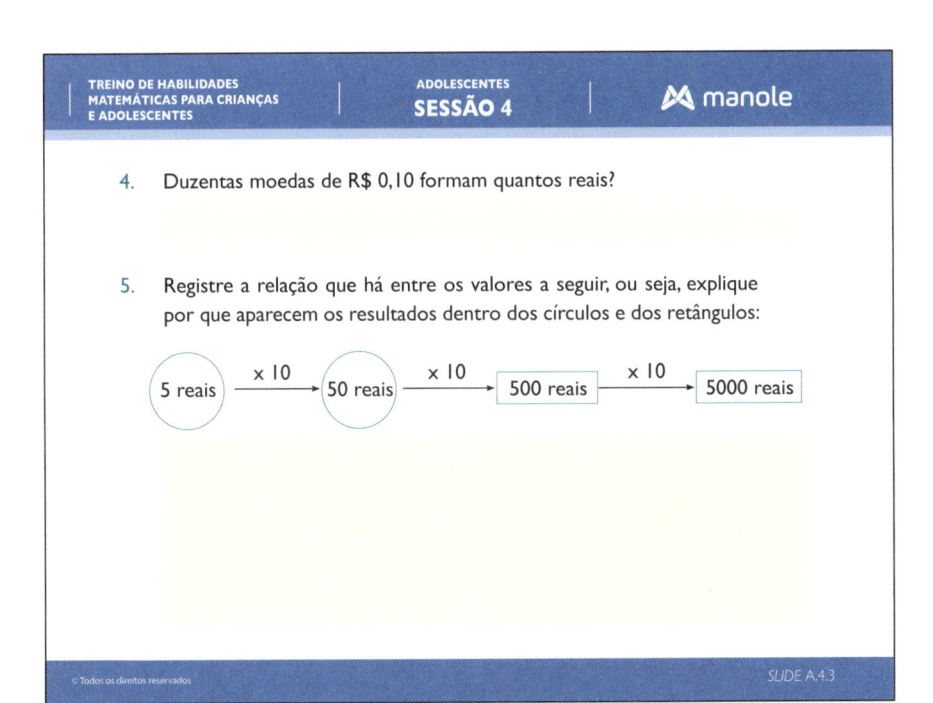

TREINO DE HABILIDADES
MATEMÁTICAS PARA CRIANÇAS
E ADOLESCENTES

ADOLESCENTES
SESSÃO 4

ᴍ manole

6.   Leia e resolva da sua melhor maneira, registrando como você pensou.
      Converse com um colega para aprender novas maneiras de resolução.

      João quer juntar dinheiro para comprar um presente para a sua avó, que faz
      aniversário. Toda semana a mãe dele lhe dá R$ 5,00. Se João não gastar com
      lanche na escola, no final de um mês quanto terá economizado? Se o presente
      custar R$ 35,00, no final de um mês quanto faltará para economizar?

EXERCÍCIOS – OPÇÃO 2

1. De quantas moedas de R$ 0,05 precisamos para formar R$ 0,10?

    E para formar R$ 0,25?

    E para formar R$ 1,00?

2. Quantas moedas de R$ 0,10 eu preciso para formar R$ 2,00?

    E para formar R$ 5,00?

SLIDE A.4.5

3. Quantas moedas de R$ 0,50 eu preciso para formar R$ 10,00?

    E para formar R$ 20,00?

    E para formar R$ 50,00?

    Se você tivesse que entregar R$100,00 para uma pessoa, em moedas, como faria? Registre abaixo.

SLIDE A.4.6

4.   Quatrocentas moedas de R$ 0,10 formam quantos reais?

5.   Registre a relação que há entre os valores a seguir, ou seja, explique
     por que aparecem os resultados dentro dos círculos e dos retângulos:

SLIDE A.4.7

---

6.   Leia e resolva da sua melhor maneira, registrando como você pensou.
     Converse com um colega para aprender novas maneiras de resolução.

     Pedro e Denise são irmãos e querem juntar dinheiro para comprar um
     presente para a sua avó, que faz aniversário. Toda semana a mãe deles lhes
     dá R$ 10,50 para cada um. Se Pedro e Denise não gastarem com lanche na
     escola, no final de um mês, quanto terão economizado? Se juntarem suas
     economias, quanto terão juntos? Se o presente custar R$ 95,00, no final de
     um mês quanto faltará para economizar?

SLIDE A.4.8

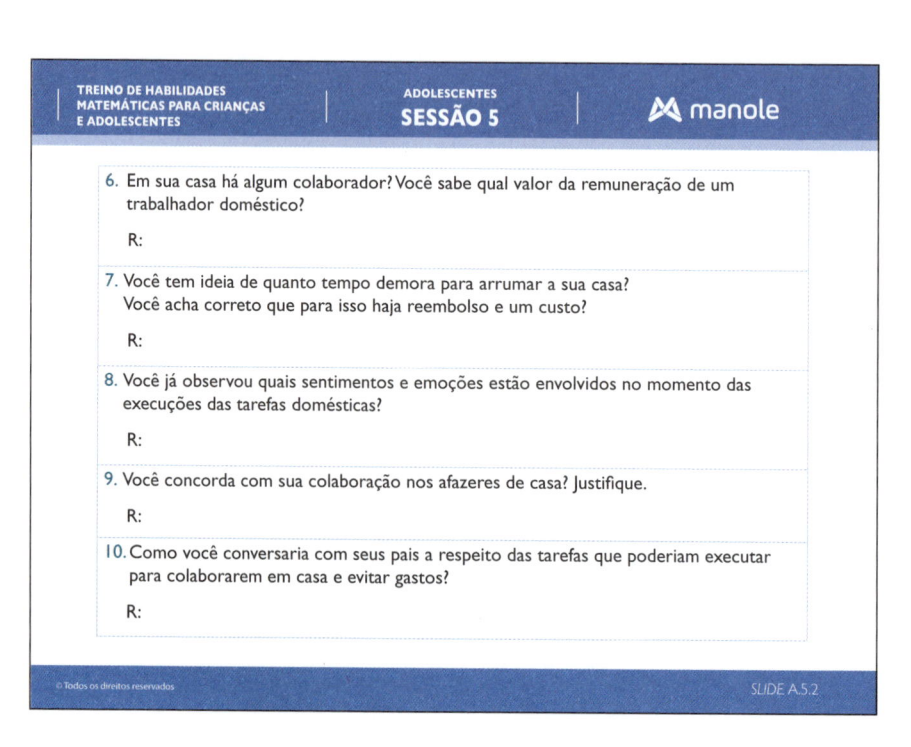

SLIDE A.5.1

TREINO DE HABILIDADES MATEMÁTICAS PARA CRIANÇAS E ADOLESCENTES

ADOLESCENTES
SESSÃO 5

manole

ENTREVISTA

1. Como a sua família entende a educação financeira?

   R:

2. Você já conversou sobre dinheiro em casa?

   R:

3. Na sua família há algum orçamento familiar?

   R:

4. Você tem o hábito de participar do orçamento familiar?

   R:

5. Qual a profissão dos seus pais? Quem ajuda na arrumação da casa e como sua família se organiza para isso?

   R:

TREINO DE HABILIDADES MATEMÁTICAS PARA CRIANÇAS E ADOLESCENTES

ADOLESCENTES
SESSÃO 5

manole

6. Em sua casa há algum colaborador? Você sabe qual valor da remuneração de um trabalhador doméstico?

   R:

7. Você tem ideia de quanto tempo demora para arrumar a sua casa? Você acha correto que para isso haja reembolso e um custo?

   R:

8. Você já observou quais sentimentos e emoções estão envolvidos no momento das execuções das tarefas domésticas?

   R:

9. Você concorda com sua colaboração nos afazeres de casa? Justifique.

   R:

10. Como você conversaria com seus pais a respeito das tarefas que poderiam executar para colaborarem em casa e evitar gastos?

    R:

SLIDE A.5.2

| TREINO DE HABILIDADES MATEMÁTICAS PARA CRIANÇAS E ADOLESCENTES | ADOLESCENTES SESSÃO 5 | M manole |

Preencha a tabela a seguir de acordo com as atividades da vida diária, colocando um "X" naquelas que você conseguiu cumprir.

Nome: _____

TAREFA	Segunda-feira	Terça-feira	Quarta-feira	Quinta-feira	Sexta-feira	Sábado	Domingo
Arrumar sua cama							
Organizar sua roupa e separar o que não usa mais							
Ajudar na limpeza de casa							
Fazer pequenas compras conferindo o troco							
Não desperdiçar água, luz, alimento							

SLIDE A.5.3

| TREINO DE HABILIDADES MATEMÁTICAS PARA CRIANÇAS E ADOLESCENTES | ADOLESCENTES SESSÃO 6 | M manole |

Preencha a tabela a seguir de acordo com as atividades da vida diária, colocando um "X" naquelas que você conseguiu cumprir.

Nome: _____

TAREFA	Segunda-feira	Terça-feira	Quarta-feira	Quinta-feira	Sexta-feira	Sábado	Domingo
Arrumar sua cama							
Organizar sua roupa e separar o que não usa mais							
Ajudar na limpeza de casa							
Fazer pequenas compras conferindo o troco							
Não desperdiçar água, luz, alimento							

SLIDE A.6.1

TREINO DE HABILIDADES MATEMÁTICAS PARA CRIANÇAS E ADOLESCENTES

ADOLESCENTES
SESSÃO 6

manole

Material	Com o que posso substituir	Economia de recursos naturais

SLIDE A.6.2

TREINO DE HABILIDADES MATEMÁTICAS PARA CRIANÇAS E ADOLESCENTES

ADOLESCENTES
SESSÃO 7

manole

Nome:

Dia da semana	Meta (valor guardado)	Valor poupado (meta a ser adquirida)	Saldo (sobra)
Segunda-feira			
Terça-feira			
Quarta-feira			
Quinta-feira			
Sexta-feira			
Sábado			
Domingo			

SLIDE A.7.1

ADOLESCENTES
SESSÃO 7

manole

Nome:

Dia da semana	Previsão de gastos	Sobra	Resultado poupar/meta
Segunda-feira			
Terça-feira			
Quarta-feira			
Quinta-feira			
Sexta-feira			
Sábado			
Domingo			

ADOLESCENTES
SESSÃO 7

manole

COMO SURGIU A CESTA BÁSICA?

A economia brasileira já sofreu muitos períodos de inflação importantes. Nesses momentos, conseguir comprar produtos necessários para a nossa subsistência torna-se difícil.

Em 1938, no governo de Getúlio Vargas foi instituído o direito do trabalhador receber uma cesta básica dada pelos empregadores. Nessa cesta, foram escolhidos grupos de alimentos considerados fundamentais para a aquisição de energia no dia a dia do trabalhador.

Um total de 13 itens indispensáveis à alimentação passou a constituir a cesta, sendo que esta pode variar conforme a região do país. São eles: produtos de origem animal, grãos, industrializados, frutas e legumes.

Atualmente, muitos empregadores disponibilizam um cartão de crédito para que o empregado possa utilizar em supermercados e restaurantes.

A partir de 2016, o Departamento Intersindical de Estatística e Estudos Socioeconômicos (DIEESE), juntamente com o governo federal, passou a calcular o preço desses 13 itens da cesta básica. Com isso, pode-se saber como anda a economia e, principalmente, como está o custo de vida dos brasileiros em cada região.

(Texto adaptado: *Jornal Dia a Dia*, 2019)

TREINO DE HABILIDADES
MATEMÁTICAS PARA CRIANÇAS
E ADOLESCENTES

ADOLESCENTES
SESSÃO 7

manole

EXERCÍCIOS

1. João quer saber o valor real desses itens dentro de sua cesta básica. Pesquise os preços atuais e discuta se houve aumento ou diminuição nos dois últimos anos. Essa alteração de valores depende de quê?

    Arroz: _____

    Feijão: _____

    Óleo: _____

    Sal: _____

    Açúcar: _____

    Café: _____

    Molho de tomate: _____

    Macarrão espaguete ou parafuso: _____

    Sardinha/atum: _____

    Salsicha/charque: _____

    Milho/ervilha ou seleta de legumes: _____

    Farinha de trigo/mandioca: _____

    Biscoito doce ou salgado: _____

    Leite em pó: _____

SLIDE A.7.4

TREINO DE HABILIDADES
MATEMÁTICAS PARA CRIANÇAS
E ADOLESCENTES

ADOLESCENTES
SESSÃO 7

manole

2. João percebeu que há vários tipos de cesta básica, ou seja, que se modificam os itens. O que ele percebeu? Você acha correto esses diferentes tipos de cesta? Por quê? Como eram os itens da cesta básica quando ela foi criada? Havia alimentos perecíveis? Qual mudança ocorreu em relação aos alimentos perecíveis? Registre suas conclusões sobre o que pesquisou e discuta esses assuntos com seus colegas.

    _____

    _____

    _____

    _____

    _____

3. A partir dos valores pesquisados da cesta básica, crie uma situação-problema para outro adolescente resolver. Utilize os itens da cesta e seus valores e as palavras salário, gasto e troco. Não se esqueça da pergunta!

    _____

    _____

    _____

    _____

    _____

SLIDE A.7.5

ADOLESCENTES
SESSÃO 7

manole

4. Se você fosse comprar os itens mais caros da cesta básica, quanto gastaria? Faça o cálculo a seguir. Considerando que pudesse pagar em cheque, destaque uma folha dele (*slide* a seguir) e aprenda a preenchê-lo.

ADOLESCENTES
SESSÃO 7

manole

ADOLESCENTES
SESSÃO 8

⋀ manole

TABELA DE GASTOS

Despesas/gastos	Valores	Resultado (economia)
Salário		
Poupança		
Aluguel/prestação da casa ou apartamento		
Água		
Gás		
Luz		
Escola		
Alimentação		
Vestimenta		
Telefone		
Internet		
Extras		
Entretenimento		
Total		
Poupança		

SLIDE A.8.1

ADOLESCENTES
SESSÃO 9

⋀ manole

Desperdício de água	Como economizar água

Desperdício de luz	Como economizar luz

SLIDE A.9.1

TREINO DE HABILIDADES
MATEMÁTICAS PARA CRIANÇAS
E ADOLESCENTES

ADOLESCENTES
SESSÃO 10

manole

Investimento de 1.000 reais

Tempo do investimento	Conta-corrente	Poupança	CDB
Após 5 dias	R$ 1.000,00	R$ 1.000,00	R$ 1.000,16
Após 15 dias	R$ 1.000,00	R$ 1.000,00	R$ 1.001,05
Após 1 mês	R$ 1.000,00	R$ 1.003,71	R$ 1.004,40
Após 2 meses	R$ 1.000,00	R$ 1.007,44	R$ 1.008,63
Após 3 meses	R$ 1.000,00	R$ 1.011,19	R$ 1.012,70

Poupança: é um tipo de conta bancária em que é possível reservar dinheiro e receber uma rentabilidade. Certificado de depósito bancário (CDB): título emitido por bancos com o objetivo de captar dinheiro e que tem rentabilidade.

TREINO DE HABILIDADES
MATEMÁTICAS PARA CRIANÇAS
E ADOLESCENTES

ADOLESCENTES
SESSÃO 11

manole

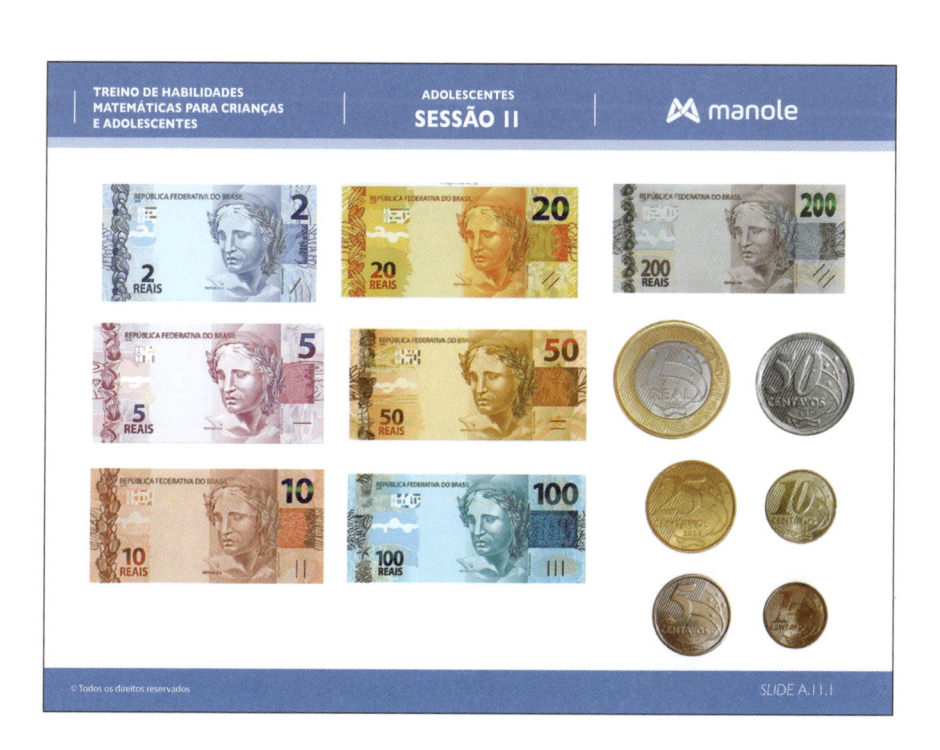

TREINO DE HABILIDADES
MATEMÁTICAS PARA CRIANÇAS
E ADOLESCENTES

ADOLESCENTES
SESSÃO 12

ᗩ manole

PRODUTO E MARCA	TROCA POSSÍVEL

SLIDE A.12.1

TREINO DE HABILIDADES
MATEMÁTICAS PARA CRIANÇAS
E ADOLESCENTES

ADOLESCENTES
SESSÃO 12

ᗩ manole

EXERCÍCIOS – OPÇÃO 1

Veja as imagens dos produtos. Você tem ideia do valor real deles? Registre, abaixo de cada imagem, um valor estimado. Escolha três itens e responda:

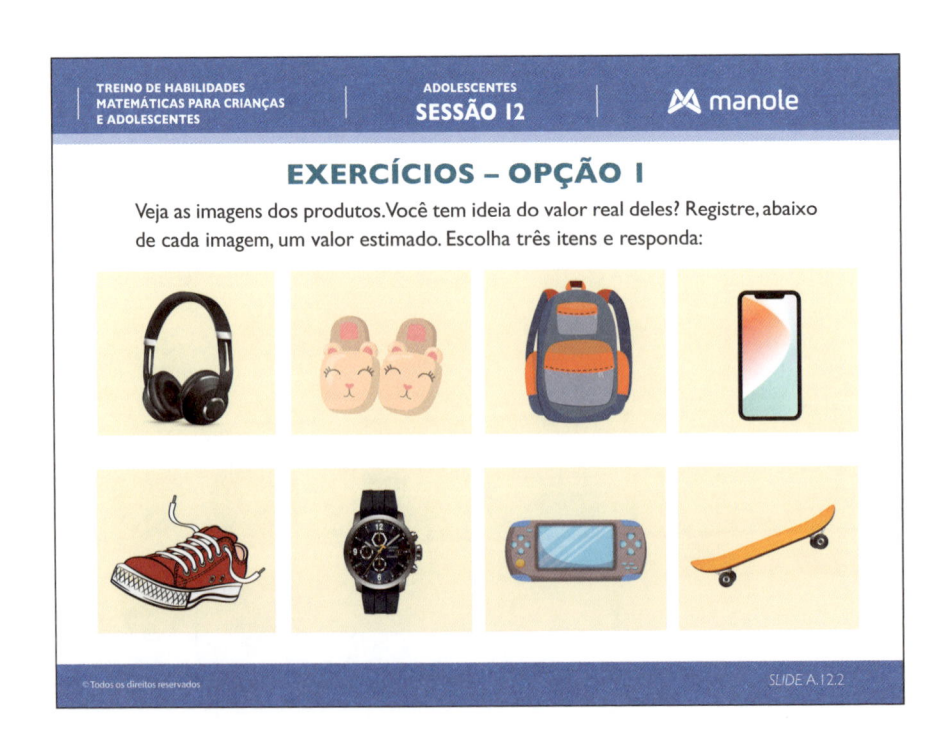

SLIDE A.12.2

TREINO DE HABILIDADES
MATEMÁTICAS PARA CRIANÇAS
E ADOLESCENTES

ADOLESCENTES
SESSÃO 12

manole

1. Alguns desses itens fazem parte de seu sonho de curto ou longo prazo? Por quê? Se sim, você está poupando para adquirir esses produtos? De que maneira?

2. Escolha dois ou três desses produtos e registre abaixo quais cédulas você precisaria utilizar para comprá-los.

3. Agora escolha o produto mais barato. Se você pagar com uma cédula de R$ 100,00 teria troco? Qual seria o troco? Registre como você pensou.

TREINO DE HABILIDADES
MATEMÁTICAS PARA CRIANÇAS
E ADOLESCENTES

ADOLESCENTES
SESSÃO 12

manole

4. Registre a conclusão a que você chegou com a discussão feita em grupo. É possível comprar itens de valores altos com cédulas? Quais as opções que temos? Como é na sua casa?

5. Você sabe o que é prestação? É correto comprar algo em prestação? Por que as pessoas compram à prestação? É preciso de planejamento para isso?

6. Observe a situação-problema a seguir e resolva.

Um conhecido seu comprou um produto de 23 reais e outro de 17 reais. Ele gastou 40 reais. Para chegar ao valor total, somou 20 mais 10, igual a 30. Depois somou 3 mais 7, igual a 10. Então juntou 30 mais 10, total de 40. Veja o registro matemático:

$$23 + 17 \longrightarrow 20 + 10 = 30$$
$$3 + 7 = 10$$
$$30 + 10 = 40$$

a) Você resolveria de maneira diferente? Como? Registre abaixo.

b) E se o gasto fosse 117 + 103? Como você chegaria ao resultado total? Registre abaixo:

7. Crie uma situação-problema a partir dos produtos da loja e troque com outro colega para resolvê-la. Utilize as palavras: total e troco. Use sua criatividade!

TREINO DE HABILIDADES
MATEMÁTICAS PARA CRIANÇAS
E ADOLESCENTES

ADOLESCENTES
SESSÃO 12

△∧ manole

EXERCÍCIOS – OPÇÃO 2

Veja as imagens dos produtos. Você tem ideia do valor real deles? Registre, abaixo de cada imagem, um valor estimado. Escolha três itens e responda:

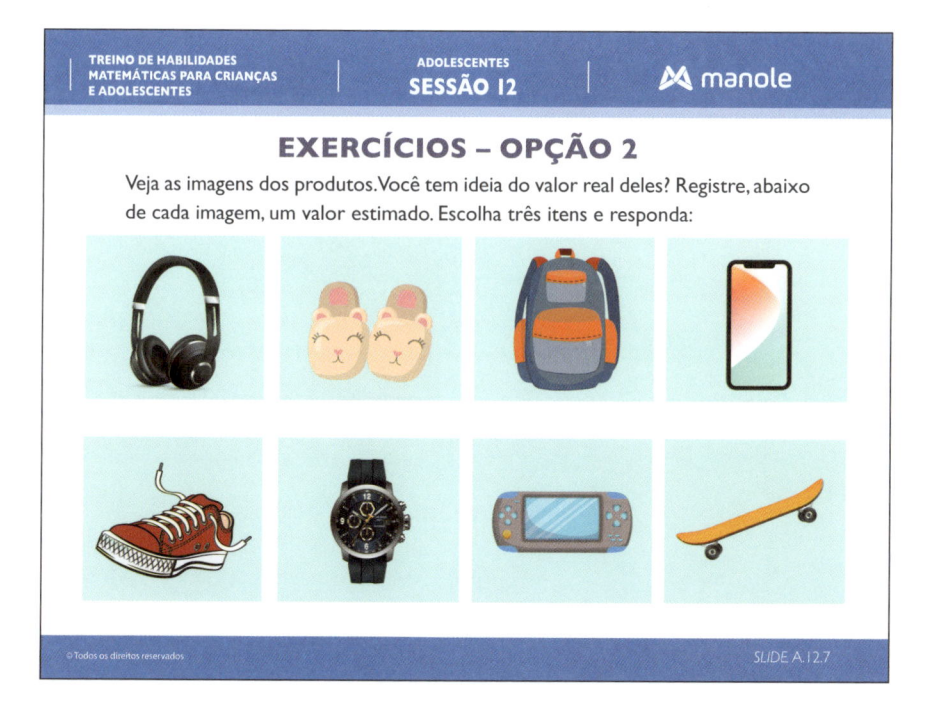

SLIDE A.12.7

TREINO DE HABILIDADES
MATEMÁTICAS PARA CRIANÇAS
E ADOLESCENTES

ADOLESCENTES
SESSÃO 12

△∧ manole

1. Alguns desses itens fazem parte de seu sonho de curto ou longo prazo? Por quê? Se sim, você está poupando para adquirir esses produtos? De que maneira?

2. Escolha dois ou três desses produtos e registre abaixo quais cédulas você precisaria utilizar para comprá-los.

3. Agora escolha o produto mais barato. Se você pagar com uma cédula de R$ 100,00 teria troco? Qual seria o troco? Registre como você pensou.

SLIDE A.12.8

TREINO DE HABILIDADES
MATEMÁTICAS PARA CRIANÇAS
E ADOLESCENTES

ADOLESCENTES
SESSÃO 12

ᴍ manole

4. Registre a conclusão a que você chegou com a discussão feita em grupo. É possível comprar itens de valores altos com cédulas? Quais as opções que temos? Como é na sua casa?

5. Você sabe o que é prestação? É correto comprar algo em prestação? Por que as pessoas compram à prestação? É preciso de planejamento para isso?

SLIDE A.12.9

TREINO DE HABILIDADES
MATEMÁTICAS PARA CRIANÇAS
E ADOLESCENTES

ADOLESCENTES
SESSÃO 12

ᴍ manole

6. Observe a situação-problema a seguir e resolva.

Um conhecido seu comprou um produto de 53 reais e outro de 37 reais. Ele gastou 90 reais. Para chegar ao valor total, somou 50 mais 30, igual a 80. Depois somou 3 mais 7, igual a 10. Então juntou 80 mais 10, total de 90. Veja o registro matemático:

$$53 + 37 \longrightarrow 50 + 30 = 80$$
$$3 + 7 = 10$$
$$80 + 10 = 90$$

a) Você resolveria de maneira diferente? Como? Registre abaixo.

SLIDE A.12.10

TREINO DE HABILIDADES
MATEMÁTICAS PARA CRIANÇAS
E ADOLESCENTES

ADOLESCENTES
SESSÃO 12

M manole

b) E se o gasto fosse 117 + 293? Como você chegaria ao resultado total?
Registre abaixo:

7. Crie uma situação-problema a partir dos produtos da loja e troque com outro colega para resolvê-la. Utilize as palavras: total, troco, prestação, "mais barato". Use sua criatividade!

Série Psicologia e Neurociências

INTERVENÇÃO DE ADULTOS E IDOSOS

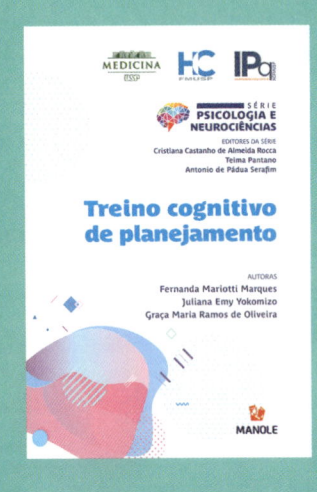

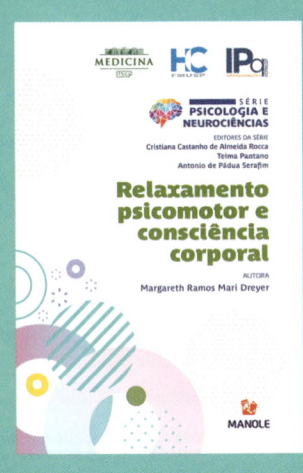

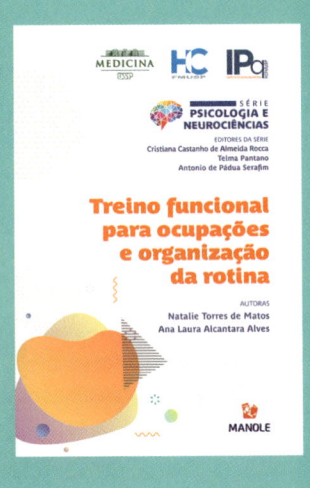

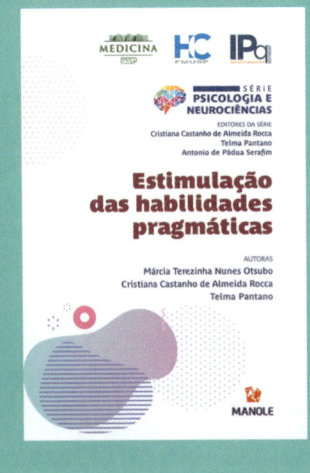

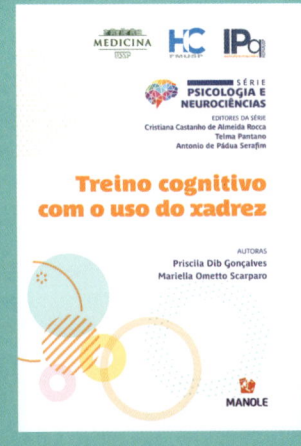

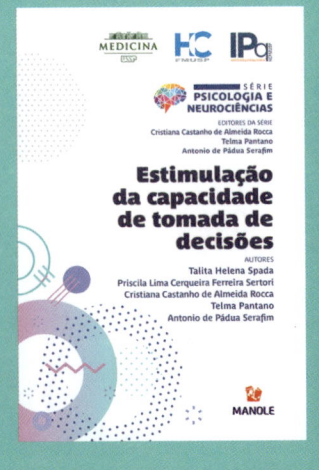

manole.com.br

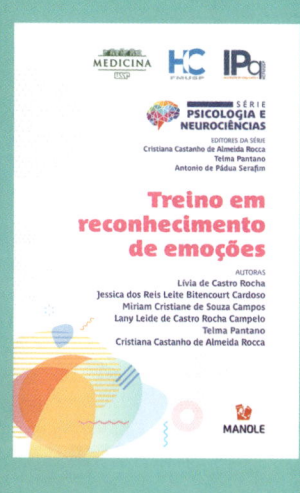

Treino em
reconhecimento
de emoções

AUTORAS
Lívia de Castro Rocha
Jessica dos Reis Leite Bitencourt Cardoso
Miriam Cristiane de Souza Campos
Lany Leide de Castro Rocha Campelo
Telma Pantano
Cristiana Castanho de Almeida Rocca

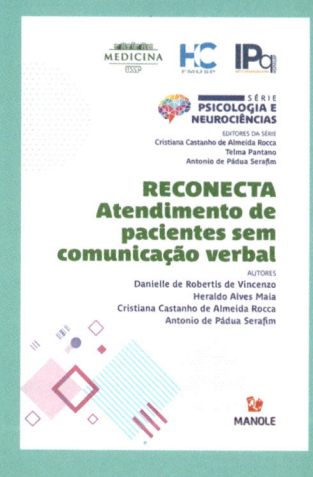

RECONECTA
Atendimento de
pacientes sem
comunicação verbal

AUTORES
Danielle de Robertis de Vincenzo
Heraldo Alves Maia
Cristiana Castanho de Almeida Rocca
Antonio de Pádua Serafim

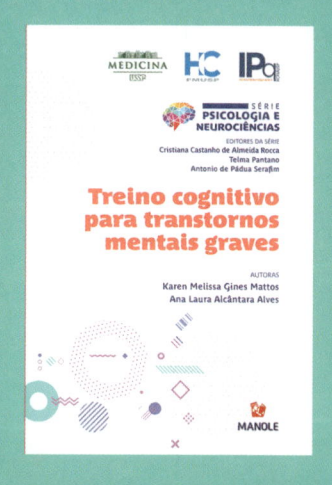

Treino cognitivo
para transtornos
mentais graves

AUTORAS
Karen Melissa Gines Mattos
Ana Laura Alcântara Alves

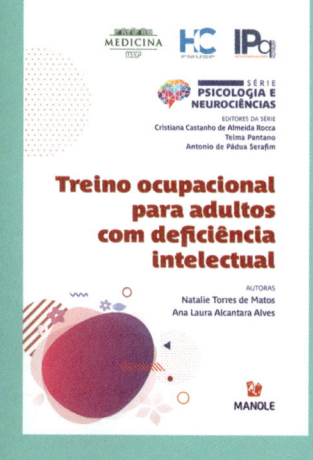

Treino ocupacional
para adultos
com deficiência
intelectual

AUTORAS
Natalie Torres de Matos
Ana Laura Alcantara Alves

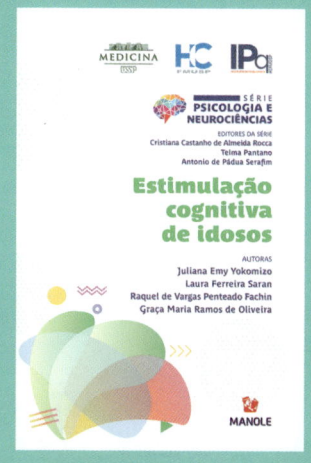

Estimulação
cognitiva
de idosos

AUTORAS
Juliana Emy Yokomizo
Laura Ferreira Saran
Raquel de Vargas Penteado Fachin
Graça Maria Ramos de Oliveira

manole.com.br

Série Psicologia e Neurociências

INTERVENÇÃO DE CRIANÇAS E ADOLESCENTES

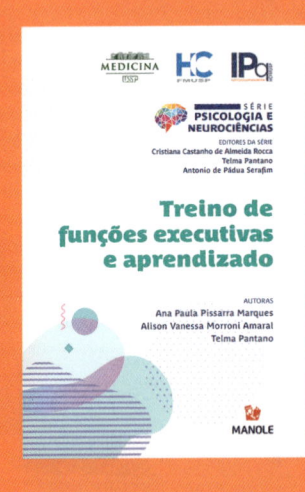

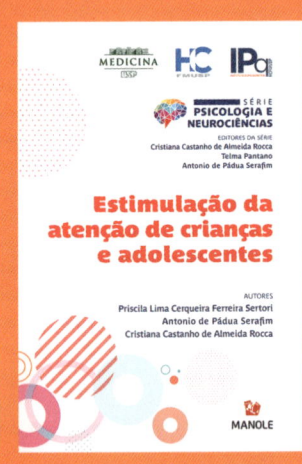

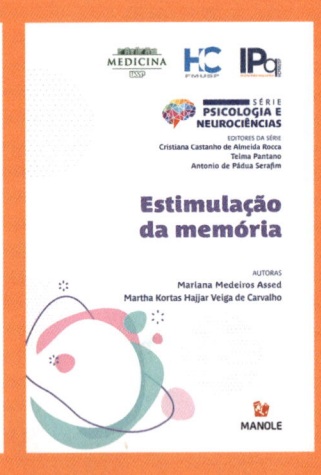

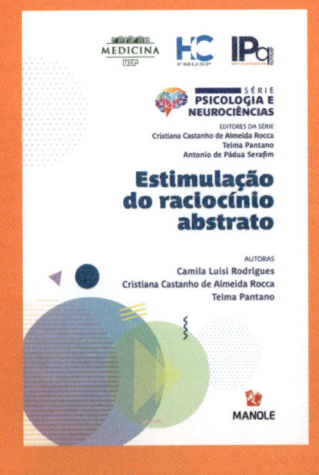

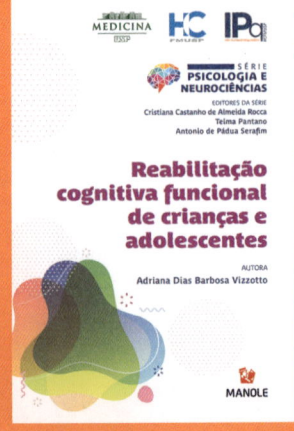

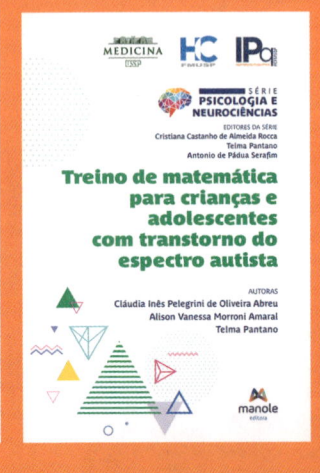

manole.com.br